Siegfried Pater/Ashwin Raman
Organhandel

Siegfried Pater/Ashwin Raman

Organhandel

Ersatzteile aus der Dritten Welt

Lamuv Taschenbuch 87

CIP-Titelaufnahme der Deutschen Bibliothek

Pater, Siegfried:
Organhandel : Ersatzteile aus der Dritten Welt / Siegfried
Pater ; Ashwin Raman. – Göttingen : Lamuv-Verlag, 1991
    (Lamuv-Taschenbuch ; 87)
    ISBN 3-88977-244-7
NE: Raman, Ashwin; GT

Bitte fordern Sie unser kostenloses Gesamtverzeichnis an:
Lamuv Verlag, Düstere Straße 3, D-3400 Göttingen

1. Auflage, März 1991
© Lamuv Verlag GmbH, Düstere Straße 3,
D-3400 Göttingen 1991

Alle Rechte, insbesondere das Recht der Übersetzung,
Vervielfältigung und Verbreitung, vorbehalten. Kein Teil des
Werkes darf in irgendeiner Form (durch Fotokopie, Mikrofilm oder ein anderes Verfahren) ohne schriftliche Genehmigung des Verlages reproduziert oder unter Verwendung elektronischer Systeme verarbeitet, vervielfältigt oder verbreitet
werden.

Umschlaggestaltung: Gerhard Steidl
Karikaturen: Gerhard Mester
Gesamtherstellung: Steidl, Göttingen
ISBN 3-88977-244-7

Inhaltsverzeichnis

Einleitung:
Der menschliche Körper als käufliche Ware 9

Rückblick:
Erste Transplantationen vor 2000 Jahren 13

Indien: Der weltweit größte Organmarkt 19
Wie Raju seine Niere verlor – Die Nierenhändler –
Ein »Spender« sagt aus – Die Nierensiedlung –
Johnny Gonsalves will einmal richtig leben – Alternative »Life Foundation«? – Ärztlicher Widerstand

Brasilien:
Ein Heer von Armen für die Menschenklempner . 43
Dyle Nogueira mußte sterben, seine Nieren wurden gebraucht – »Es ist Wahnsinn« – Ein Gesetzentwurf – »Alle wußten es« – Lebensmüde – Organhändler morden Kinder – 40 000 DM für einen »freiwilligen« Spender – Bluthandel: Milliardengeschäft mit menschlichem Gewebe

Die Organmafia und ganz legale Praktiken 77
Hajo Harms – Rainer Scherer – Graf Adelmann –
Oude Groote Beverborg – Tunc Kunter – Gefangene und Hingerichtete sorgen für Nachschub

Rechtslage: Sind Organe Handelsartikel? 91
Russell Scott: Der Körper als Eigentum – Die
Bundesregierung weiß von nichts – »Keine neuen
Erkenntnisse«

Ausblick: Wer darf leben, wer muß sterben? 111

Quellenverzeichnis 119

Abbildungshinweis 120

Über die Autoren 121

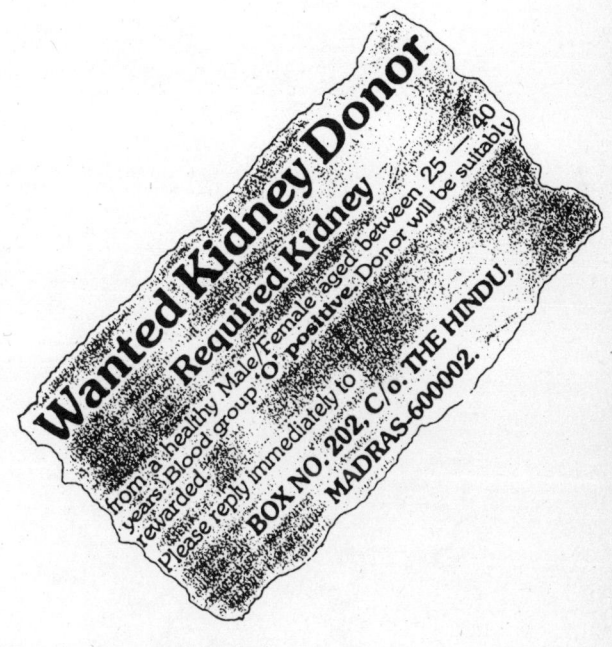

Anzeige in der indischen Zeitung »The Hindu«:
Nierenspender gesucht: Gesunde Frau oder gesunder Mann im Alter von 25 bis 40 Jahren, Blutgruppe 0 positiv. Spender wird großzügig belohnt. Bitte antworten Sie sofort ...

Einleitung: Der menschliche Körper als käufliche Ware

»Verkaufe Niere für 65 000 Mark. Bin männlich und 28 Jahre alt, Blutgruppe A positiv. Absolute Diskretion.« Dann die Telefonnummer eines Mannes, der über diese Kleinanzeige im »Journal de Brasil« in ein Geschäft einsteigen will, das derzeit in Brasilien blüht: der Handel mit menschlichen Organen.

Zwischen Inseraten für gebrauchte Matratzen und Bauholz boten an einem einzigen Tag im »Estado de Minas«, dem größten Blatt des brasilianischen Bundesstaates Minas Gerais, 16 Personen Augen oder Nieren gegen Bargeld an: 300 000 Mark wollte ein Bankdirektor für eine Hornhaut der braunhäutigen Fatima Lopes zahlen. Für 45 000 Mark war der 24jährige Antonio Machado bereit, sich von einer seiner beiden Nieren zu trennen. Fünf Angebote erhielt der Mechaniker Soares Rocha, der für bescheidene 1 200 Mark dringend eine Niere suchte.

In China wurde 1989 eine Frau wegen Schmuggels zum Tode verurteilt. Kurze Zeit später fand die Hinrichtung statt: Tod durch Erhängen. Diese Tötungsart wurde gewählt, damit die Niere transplantiert werden konnte.

1986 mußte in Südbrasilien ein 15jähriger Junge sein Leben lassen, weil andere auf seine Nieren warteten: Der Junge wurde schwerverletzt, aber mit Heilungschancen ins Krankenhaus eingelie-

Beim gewöhnlichen Sterbevorgang kommt es infolge von Herz- und Atemstillstand unmittelbar zum Tod des gesamten Organismus. In Fällen schwerster Hirnschädigung kann es jedoch zu einem vollständigen und endgültigen Ausfall aller Hirnfunktionen, das heißt zum sogenannten Hirntod kommen, während unter künstlicher Beatmung das Herz noch weiter schlägt.

Erst seit die maschinelle Dauerbeatmung zur Verfügung steht, gibt es also auch den Hirntod.

Die Feststellung des Hirntodes bedeutet damit die Feststellung des Todes des Menschen. Eine weitere Fortsetzung der Behandlung ist deshalb nach Feststellung des Hirntodes zwecklos. Während die Todesfeststellung nach allgemeinem Kreislauf- und Atemstillstand allerorts und durch jeden Arzt erfolgen kann, ist die Feststellung des Hirntodes an besonders unumgängliche Bedingungen und eine Reihe von Befunden gebunden.

Zur Diagnose »Hirntod« ist sowohl der Nachweis des Ausfalls der Hirnfunktionen als auch die Feststellung der Irreversibilität dieses Zustandes erforderlich. Dabei zeigen das gleichzeitige Vorliegen von Bewußtlosigkeit, zerebraler Areflexie und Atemstillstand den vollständigen Ausfall der Hirnfunktionen an. Die Irreversibilität dieses Zustandes muß durch weitere Beobachtung während angemessener Zeit oder durch ergänzende Untersuchungen nachgewiesen werden.

Da beim Hirntod der wirkliche Zeitpunkt des Eintritts des Todes nicht eindeutig feststellbar ist, wird der Zeitpunkt, zu welchem die endgültigen diagnostischen Feststellungen getroffen werden, dokumentiert.

Die Feststellung des Hirntodes und damit des Todes des Menschen nach den hier beschriebenen Kriterien gilt für alle Bedingungen auch für die Organentnahme.

aus: Kriterien des Hirntodes (Stellungnahme des wissenschaftlichen Beirates der Bundesärztekammer), Deutsches Ärzteblatt, 22. Oktober 1986 fert. Die Ärzte stellten die lebensrettende Behandlung frühzeitig ein.

Auf den Philippinen konnte 1988 ein Mörder das Gefängnis frühzeitig verlassen. Er hatte sich mit der Entnahme einer Niere freigekauft.

Im Armenhaus Brasiliens, im Nordosten des Landes, wurde 1989 ein zwölfjähriger Junge tot aufgefunden. Es fehlten beide Nieren und beide Augen.

Der menschliche Körper ist nicht mehr heilig (wertvoll). Er ist zu einer käuflichen Ware geworden. Sogar der Tod hat eine neue Definition bekommen. Gesucht wird nach dem Gehirntoten. Seine Organe funktionieren, sein Herz schlägt, er atmet und er schwitzt. Er ist klinisch tot, weil sein Gehirn nicht mehr funktioniert. Die Chirurgen warten bereits auf die schnelle Entnahme der verwendbaren Organe. Dazu die Ärztezeitschrift »Selecta«:

»Der ideale Organspender ist ein Widerspruch in sich, kräftig und gesund soll er sein, nicht zu alt und mit stabilem Kreislauf, gleichwohl aber ohne den Rest jedes Zweifels tot ... Organspender werden kann man eigentlich nur in einer Intensivstation.« Der Idealfall ist der verunglückte Motorradfahrer.

Laut Prof. Walter Land, ein Transplantationsspezialist an der Universitätsklinik München, kann man in der Bundesrepublik jährlich mit rund 1 500 potentiellen Organspendern rechnen. Dagegen stehen allein 6 000 Nierenkranke auf der Warteliste für eine Transplantation, in Europa 23 000. Sie müssen im Durchschnitt 30 Monate warten, ehe die niederländische Eurotransplant-Zentrale eine Niere zur Verfügung stellen kann. Bis dahin müssen sie mit einer Heimdialyse (Kosten: 60 000

DM/Jahr) oder einer Klinikdialyse (100 000 DM/Jahr) überleben.

Die Stunde der skrupellosen Geschäftsleute hat geschlagen. Wieder einmal muß die Dritte Welt liefern, das heißt herhalten: Bei verschiedenen deutschen Urologen sind im September 1987 Briefe eingetroffen, in denen ihnen Nieren für ihre Patienten angeboten wurden, für 60 000 bis 80 000 DM. Der Vermittler: Graf Adelmann von Adelmannsfelden, der schon im Bereich der kommerziellen Vermittlung von Adoptivkindern bekannt wurde.

Eine zweite Agentur in Frankfurt mit dem Namen »Asia Transplant«, in den Händen von Rainer Scherer, bot eine Niere an für 100 000 DM einschließlich der Operation in einer asiatischen Klinik und dem Flug für zwei Personen.

Zunehmend geht der Trend dahin, daß Europäer, die menschliche Ersatzteile benötigen, ihre Einkäufe in der Dritten Welt selber erledigen. Eine Annonce in der einheimischen Zeitung unter der Rubrik SUCHE reicht.

Dieses Buch ist das Resultat mehr als dreijähriger Recherchen. Oft war es sehr frustrierend. Die Spender wollten nicht sprechen, weil sie sich schämen. Makler und skrupellose Ärzte haben natürlich wenig Interesse, sich uns zu offenbaren. Wir wurden gewarnt und bedroht. Damit vom Organhandel Betroffene und einige andere Informanten keine Schwierigkeiten bekommen, haben wir die mit * bezeichneten Namen, die uns bekannt sind, geändert.

Rückblick:
Erste Transplantationen vor 2000 Jahren

Ironischerweise begann die Geschichte der Transplantation in Indien. Woodroff schreibt in seinem medizinischen Lehrbuch »Transplantation von Gewebe und Organen«: »Bereits vor 2000 Jahren benutzten indische Chirurgen die Haut von Stirn und Wangen zum Neuaufbau einer Nase.«

Die moderne Zeit der Transplantation begann in den späten vierziger Jahren. Hauptsächlich war es Augenhornhaut von Verstorbenen, die man verpflanzt hat. Die erste erfolgreiche Nierentransplantation fand 1954 in Boston (USA) statt. Der Spender und der Empfänger waren 23jährige Zwillingsbrüder.

1974 gab es bereits 301 Transplantations-Teams auf der Welt. Bis dahin wurden 25 000 Nierentransplantationen gemeldet. Bis heute sind weltweit 350 000 Nieren, über 7 000 Herzen, 4 000 Lebern und 1 500 Bauchspeicheldrüsen verpflanzt worden.

In der Medizin werden die Transplantationen in drei Kategorien aufgeteilt:
- Das Transplantat von körpereigenem Gewebe auf einen anderen Körperteil – zum Beispiel für eine Hauttransplantation – heißt *Autotransplantation* oder *Isotransplantation*. Diese Ausdrücke werden auch benutzt, um Übertragungen zwischen identischen Zwillingen zu beschreiben, deren Gewebe biologisch gleich ist.

- Eine Übertragung von einer Person zu einer anderen ist eine *Homotransplantation* oder *Allotransplantation*.
- Die Übertragung von tierischem Gewebe auf Menschen heißt *Heterotransplantation* oder *Zenotransplantation*.

Die Worte *Prothesen* und *Prothetics* werden verwandt, um die Implantation von völlig künstlichen Materialien in den menschlichen Körper zu beschreiben.

Heute gibt es etwa 25 verschiedene Arten von menschlichen Körperteilen, die mit zunehmender Häufigkeit transplantiert werden. Sie schließen Teile des inneren Ohrs, eine Vielzahl von Drüsen, Adern, Sehnen, Knorpeln, Muskeln, Hoden, Eierstöcke, Nerven, Haut, Fett, Knochenmark und Blut, Knochen und ganze Gliedmaßen (wie Finger) ein.

Lungentransplantationen waren lange Zeit wenig erfolgreich. Der Empfänger der ersten, ein Gefangener in den USA, der eine lebenslange Strafe wegen Mordes verbüßte, starb 18 Tage nach dem Eingriff im Jahr 1963.

Die erste Lebertransplantation wurde im selben Jahr in den Vereinigten Staaten durchgeführt. Der Empfänger starb nach drei Wochen.

Im Februar 1969 wurde die erste Übertragung eines Kehlkopfes in Belgien erfolgreich durchgeführt.

Die erste Herztransplantation in ein menschliches Wesen geschah 1954 in Jackson, Mississippi (USA), mit einem Schimpansenherz. Sie schlug fehl. Die erste erfolgreiche Herztransplantation, von Dr. Christian Barnard durchgeführt und von einer großen internationalen Publicity begleitet, fand im Dezember 1967 in Südafrika statt: Der

Empfänger starb 18 Tage später an doppelseitiger Lungenentzündung.

»Die erste Herzverpflanzung hatte einen gewaltigen Eindruck in der westlichen Welt gemacht, wegen der mystischen Rolle des Herzens als Sitz der Gefühle und als Anzeiger von Leben und Tod«, schreibt Russell Scott in seinem Buch »Der Körper als Eigentum«. Der Berufsstand der Mediziner und die Öffentlichkeit der westlichen Nationen waren so angetan von der großen Leistung des südafrikanischen Chirurgen Barnard, daß ein Wettstreit entstand, ihn zu kopieren. Es wurde berichtet, daß im folgenden Jahr 1968 von 64 Medizinern aus 22 Ländern 101 Herztransplantationen durchgeführt wurden. Die meisten Empfänger starben innerhalb weniger Wochen. Die Mißerfolgsraten waren so hoch, daß es zu einer starken Gegenreaktion kam und viele Krankenhäuser in der ganzen Welt die Herztransplantation wieder aufgaben.

In den späten siebziger Jahren häuften sich die Herztransplantationen wieder dank verbesserter chirurgischer und Nachsorge-Techniken weltweit. Barnard begann eine Technik von »Piggy Back«-Herzen, indem er das kranke Originalherz an seinem Platz ließ und das übertragene Herz in die rechte Brusthöhle einsetzte. Im November 1979 hatte er 420 solcher Transplantationen durchgeführt und sagte, seine Absicht sei, eine Art Sicherheit oder »Ausweichen« für den Empfänger zu schaffen für den Fall, daß die Übertragung scheiterte. Bei einer normalen Herztransplantation bedeutete ein Scheitern natürlich den sofortigen Tod.

In England wurden 1979, nach einem freiwilligen Aussetzen von fünf Jahren, die Herztransplantationen wieder aufgenommen.

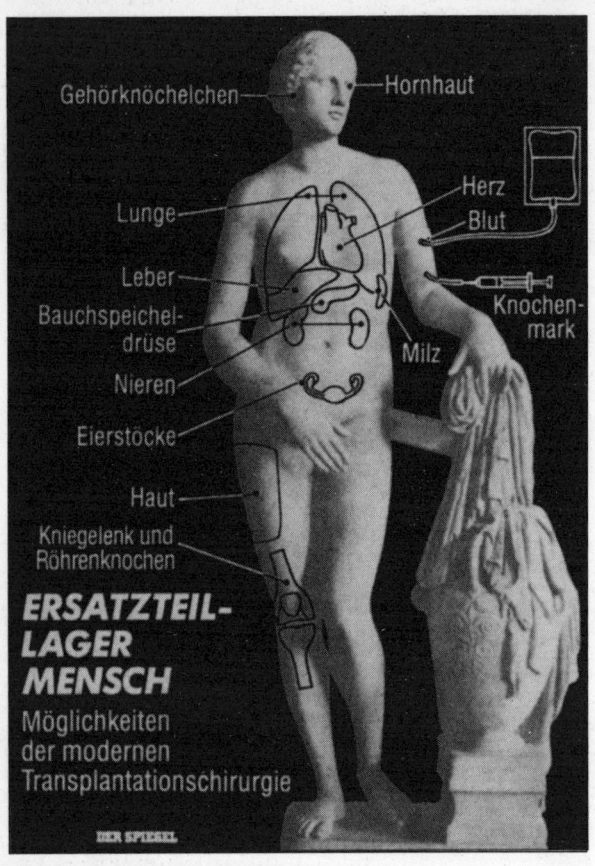

aus: Der Spiegel, Nr. 16/1990

Im gleichen Jahr wurden von dem berühmten englischen Professor Roy Calpe »doppelte« Organtransplantationen durchgeführt. Er übertrug einer Frau in Cambridge gleichzeitig eine Niere und eine Pankreas (Bauchspeicheldrüse), da die Patientin an einer schweren Diabetes mit Nierenversagen erkrankt war. Zwei Monate später verpflanzte Roy Calpe einem jungen Mann, der an Diabetes und einem unheilbaren Leberschaden litt, gleichzeitig eine Leber und eine Pankreas.

Heute werden immer häufiger Mehrfachverpflanzungen durchgeführt. So nahm am 22. Juni 1990 ein Pariser Ärzteteam an einem 16jährigen Mädchen eine Herz-, Lungen- und Leberverpflanzung vor. 19 Ärzte und Krankenschwestern waren bei der Operation mehr als zwölf Stunden im Einsatz. Die Spenderorgane kamen von einer jungen Frau, die bei einem Unfall ums Leben gekommen war.

Der Chirurg Thomas Starzl stellt in seiner Klinik in Pittsburgh (USA) ständig neue Transplantationsrekorde auf. Im Frühjahr 1990 führte er an zwei Kindern, neun Monate und sieben Jahre alt, eine »Multiorgan-Transplantation« an Magen, Leber, Bauchspeicheldrüse, Dünndarm und Dickdarm durch. Transplantationen gelungen, Patienten tot. Das eine Kind überlebte eine halbe Stunde, das andere 100 Stunden.

Thomas Starzl, »der Welt größter Messerheld« (Der Spiegel), ist mit seinem Medizinerlatein noch lange nicht am Ende. Er testet seit Februar 1989 ein japanisches Pilzpräparat namens »FK 506«. Mit dieser Arznei können die bedrohlichen Abstoßungskrisen verhindert werden. Der Pittsburgher Chirurg spricht von einer »Revolution der Organtransplantation«. Mit Hilfe des »Zaubertrunks FK 506«, so Starzls Kollege Keith Johnson, wird in Zukunft mit weiteren großen Taten zu rechnen sein.

Der US-amerikanische Neurochirurg Robert White plant seit langem eine Transplantation eines menschlichen Kopfes. Ein Patient mit unheilbarem Magenkrebs könnte gerettet werden, so White, wenn der gesunde Kopf vom todkranken Rumpf abgetrennt und an den gesunden Leib eines Unfallopfers, dessen Schädel und Gehirn zerstört sind, angenäht würde. Daß der Patient gelähmt bliebe, da die Nerven des Rückenmarks (noch) nicht mit dem Gehirn verbunden werden können, stört den ehrgeizigen Mediziner nicht. An empfangsbereiten Kandidaten würde es nicht mangeln, die um jeden Preis überleben wollen, sei es auch nur mit dem Kopf.

20 deutsche Radler, die mit einem fremden Herzen leben, hat der Münchner Chirurgie-Professor Bernhard Michael Kemkes im Frühjahr 1989 zu einem gemeinsamen Ausflug eingeladen, sein jüngster Gast und Ex-Patient war gerade sechs geworden. Gut 500 Transplantierte, deren Leben vor der Operation keinen Pfifferling mehr wert war, haben sich im Juni bei Weißwurst und Gesang im Münchner Löwenbräukeller versammelt. Das ist gut für den einzelnen und gut für das Image der ganzen Branche. Denn die Transplantationschirurgie lebt vom millionenfachen Wohlwollen derer, die selbst keine Chance haben, mit neuen Organen das alte Leben zu strecken.

aus: Der Spiegel, Nr. 16/1990

Indien:
Der weltweit größte Organmarkt

SONDERANGEBOT
Auge 8 000 DM
Niere 3 000 DM
Haut 30 DM pro Quadratinch

Ein Angebot für menschliche Organe in Indien – trotz des offiziellen Verbots, mit Organen zu handeln. Doch freiwillige Spenden sind erlaubt. Die Gesetzgebung ist lückenhaft. Also läuft der Verkauf unter dem Deckmantel der Spenden. Indien ist zum größten Organ- und Transplantationsmarkt der Welt geworden.

In dem asiatischen Land leben 800 Millionen Menschen. Etwa 80 Prozent verfügen nur über ein geringes Einkommen, davon die Hälfte nicht einmal über soviel, daß ein Existenzminimum garantiert wäre.

In Indien gibt es somit ein ungeheuer großes Potential an Menschen, die infolge ihrer katastrophalen wirtschaftlichen Lage bereit sind, ihr Leben aufs Spiel zu setzen, zum Beispiel eine Niere zu verkaufen.

Was die medizinische Infrastruktur angeht, ist Indien Erste und Dritte Welt zugleich. Es gibt durchaus hochentwickelte medizinische Einrichtungen, die sich an den Standards der westlichen Industrieländer messen lassen. So wurden erste Nierentransplantationen bereits in den siebziger

Jahren in Vellore (Andhra Pradesh) vorgenommen. Ab 1981 wurden hier auch Herzen verpflanzt.

Inoffizielle Schätzungen gehen davon aus, daß es in Indien augenblicklich etwa 50 Millionen Nierenkranke gibt. Jedes Jahr kommen durchschnittlich 70 000 Patienten hinzu, darunter zirka 1 500 Käufer aus Fern- und Nahost sowie aus Europa.

Das Geschäft mit den Spendernieren hat stark zugenommen: von rund 500 Verpflanzungen im Jahr 1985 auf über 2 000 im Jahr 1990. Jährlicher Umsatz: 40 Millionen Mark. Das heißt: Jeder Empfänger muß für eine Transplantation 20 000 Mark ausgeben, ein Preis, der weit unter den in den Industrienationen üblichen Beträgen liegt. Es wird geschätzt, daß die Makler und die beteiligten Ärzte dabei rund 12 000 Mark im Monat verdienen.

Bis vor kurzem kamen die ausländischen Organempfänger fast ausschließlich aus den Golfstaaten, wo eine für Transplantationen notwendige medizinische Infrastruktur fehlt. Und natürlich spielt der finanzielle Aspekt eine Rolle: Nur in Indien gibt es Nieren zum Schleuderpreis.

Der Organhandel mit Europa begann in den achtziger Jahren. Zunächst wurden die Spender nach Europa gebracht: In einem weithin bekannt gewordenen Fall, der durch einen britischen Chirurgen aufgedeckt wurde, erhielt ein Spender, der als »Verwandter« mit einem reichen Inder nach London zu einer Transplantation angereist war, als Entschädigung ein Kofferradio und einen Wekker. Ähnliche Fälle wurden aus Frankfurt und Amsterdam berichtet.

Daß Indien selbst ein attraktiver Standort für Transplantationen ist, ist mittlerweile auch in Europa bekannt geworden. 1989 haben, so wurde bekannt, allein in Bombay und Madras 63 Europäer eine neue Niere erhalten.»Wenn es so weitergeht, wird der größte Teil der indischen Bevölkerung im Jahr 2000 nur noch eine Niere besitzen«, befürchtet der Urologe Dr. K. M. Chugh.

Wie Raju seine Niere verlor

Als Raju im Juni 1989 auf dem Operationstisch des Vile-Parle-Hospitals lag, erinnerte er sich noch voller Dankbarkeit an sein erstes Zusammentreffen mit einem Mann namens Gobindh.

Gobindh war ein Stammgast in dem kleinen Restaurant in Trivandrum (Kerela), in dem Raju arbeitete. Als er erfuhr, daß Raju ständig unter starken Bauchschmerzen litt, versprach er, ihm zu helfen.

Nach einer Reihe von Voruntersuchungen, Injektionen und der Unterzeichnung eines Dokuments, das in englischer Sprache abgefaßt und damit von Raju nicht zu verstehen war, schien der Augenblick der Erlösung von seinen Schmerzen gekommen. Zur Operation wurde er in ein Krankenhaus in Bombay eingeliefert, das er früher nicht gewagt hätte zu betreten.

Als Raju nach der Operation das Bewußtsein wiedererlangt hatte, glaubte er in einer neuen Welt zu sein. Nach ein paar Tagen konnte er das Krankenhaus verlassen.

Vor dem Hospital traf er Gobindh und einen freundlich aussehenden arabischen Mann. Gobindh drückte Raju mit den Worten »Zähl es jetzt nicht, es würde meinem Begleiter nicht gefallen« ein Bündel Geldscheine und ein Flugticket nach Trivandrum in die Hand. Am Flughafen bemerkte Gobindh fast beiläufig: »Um dich von deinen Bauchschmerzen zu heilen, war es nötig, eine der Nieren zu entfernen. Die Frau des Arabers hat sie bekommen. Deshalb hat er dir das Geld gegeben.«

Heute sind die 30 000 Rupien, die Raju damals bekommen hatte, längst verbraucht. Er hat lange verheimlicht, daß ihm eine Niere entnommen worden war. Er erlitt einen Nervenzusammenbruch, wurde psychiatrisch behandelt, bis die Ärzte die Ursache seines Leidens erkannten.

Raju, der für sich und seine Mutter sorgen muß, schlägt sich nun mit dem Verkauf von Lotterielosen durch.

Die Nierenhändler

Mit den Informationen, die wir von Raju erhalten haben, gelingt es uns, Gobindh ausfindig zu machen. Wir treffen ihn in den dunklen Gassen von Bombay oder am internationalen Flughafen, wo er sich in Begleitung arabischer Geschäftsleute oder anderer wohlhabender ausländischer Klienten bewegt.

Leute wie Gobindh handeln mit Nieren, die armen Indern für wenig Geld entnommen werden. Ihre Partner sind einige Ärzte, die sich bewußt oder unbewußt an dem Geschäft beteiligen, und die Regierung, die es bislang versäumt hat, effektive gesetzliche Gegenmaßnahmen zu ergreifen.

Gobindhs Tätigkeit besteht darin, jeden Tag durch die Hotels und Restaurants seiner Gegend zu ziehen, sich mit den dort arbeitenden Menschen anzufreunden und ihnen durch falsche Versprechungen Hoffnungen auf einen neuen Job und eine bessere Bezahlung zu wecken.

Der führende Nierenhändler von Madras ist N.V. David Selvam. Im Vergleich zu Gobindh ist er weniger höflich und umgänglich, doch er kann für sich in Anspruch nehmen, ein von der Regierung registrierter Vermittler zu sein. Auf seiner Visitenkarte steht: »N.V. Selvam, kidney agent, Reg. No. 978«.

Ärzte, die ihn kennen, betonen, daß die Vermittlung von Nieren nur eine der Dienstleistungen sei, die seine Firma »Selvam's Tamil Nadu Allied Agencies Ltd.« in Chetput (Madras) anzubieten habe.

Stolz verweist Selvam darauf, daß er bereits 70 Transplantationen zwischen nicht miteinander verwandten Personen vermittelt habe. Weitere 50 Namen befänden sich auf seinen Spenderlisten.

In Selvam steht uns auch eine Person gegenüber, die sich vom Nierenspender zum Nierenhändler emporgearbeitet hat. Seine Niere erhielt ein Industrieller in Bangalore. Die Entschädigung nutzte er als Grundstock zum Aufbau seines Geschäftes. Innerhalb von sieben Jahren ist es ihm gelungen, bei allen Nierenspezialisten in Madras, Hyderabab und Bombay bekannt zu sein.

In seiner Ein-Mann-Firma läuft alles streng nach Plan. Obwohl Selvam bereits verheiratet war, ging er eine zweite Ehe ein: mit der 25jährigen Mary Nezileya, einer früheren Laborassistentin einer Privatklinik, wo Nierenpatienten untersucht und an eine andere nahegelegene Privatklinik, die zweimal wöchentlich Transplantationen durchführt, überwiesen werden.

Im Laufe weiterer Nachforschungen stellt sich heraus, daß Selvam mit dem Personal der Privatklinik Hand in Hand arbeitet: Wenn ein Patient eine Spenderniere sucht, wird Selvam umgehend informiert.

In seinem Anzug und mit seinen glänzenden Schuhen sieht Selvam wie ein Börsenmakler aus. Er ist ein gewandter Geschäftsmann. Seine Klienten werden unverzüglich in sein Haus in Chetput eingeladen und dort bewirtet. Im Gespräch spult er medizinische Fachausdrücke herunter. Gleichzeitig deutet er Lösungsmöglichkeiten an und erzählt von Fällen aus der Vergangenheit, bei denen er helfen konnte.

»Ihre 17jährige Cousine benötigt für eine erfolgreiche Transplantation eine Spenderniere von einer 25 Jahre alten Person«, erklärt Selvam einem Klienten. »Nur ich kann Ihnen die Spenderniere beschaffen. Gehen Sie in eine Klinik, und die Ärzte werden ihr das Organ einer zu alten Person einpflanzen, und ihr Körper wird es abstoßen.« Seit Selvam mit der Abwicklung der Transplantationen in allen wichtigen Zentren des Landes, vor allem im Süden, vertraut ist, empfiehlt er selbst die Chirurgen, die er alle persönlich kennt.

Für gewöhnlich benötigt Selvam, selbst bei einer so seltenen Blutgruppe wie AB negativ, nicht länger als einen Tag, um einen Spender zu finden. In der Regel ist es seine charmante und scharfsinnige Ehefrau, die den Handel einfädelt und wenn nötig als Vermittler tätig wird. Dabei wird ein sogenannter »package deal« ausgehandelt: Für etwa 40 000 Rupien werden dem Kunden die Voruntersuchungen, die Transplantation, Unterkunft und Verpflegung sowie die Nachsorge geboten.

Die meisten von Selvams Spendern kommen aus dem Salem-Distrikt, aus dem er seinen Angaben zufolge selbst stammt. Versucht man aller-

> Es ist nicht beim Handel mit Nieren geblieben. Jetzt verkaufen die Armen auch ihre Augen und ihre Haut. Dr. O. P. Kulshrestha, Chefarzt in der Calgary-Augenklinik in Jaipur, war schockiert, als ein junger Mann von ihm wissen wollte, an welches Krankenhaus er eines seiner Augen für 10 000 Mark verkaufen könnte...
>   Es wurde uns erzählt, daß einige Ärzte in Madras an Augenhornhaut interessiert sind. Sobald ein »Spender« gefunden ist, wird dieser unter dem Vorwand, ein Patient zu sein, in die Klinik aufgenommen. Die skrupellosen Ärzte transplantieren zu einem günstigen Zeitpunkt (wenn möglichst wenige Ärzte und anderes Personal anwesend sind). Prabhakaran, ein Organhändler aus Madras, berichtete uns, daß einer seiner Freunde ein Auge für 8 000 Mark in Bombay verkauft hat... Wir haben auch Shivajiram, einen 24jährigen Maler, kennengelernt. Als er arbeitslos wurde, hat er für 100 Mark ein Stück Hornhaut von seinem Oberschenkel an ein Krankenhaus in Pune verkauft.
>   Wo wird das alles enden?

aus: India Today, 31. Juli 1990

dings seine Familie im Dorf Kollapatty ausfindig zu machen, erklären einem die Einheimischen, sie hätte schon vor langer Zeit das Dorf verlassen.

»Sie können mich jederzeit anrufen, und wir können unverzüglich eine Transplantation arrangieren«, sagt er einem Klienten. Das Telefon im benachbarten Lebensmittelladen und das im Hause seines Onkels sind die Kontaktstellen. »Wenn Sie meine Integrität anzweifeln, fragen Sie meinen Onkel. Er ist Polizeiinspektor.«

Inspektor Poovalingam, der in der nahegelegenen Polizeistation in Puputet seinen Dienst tut, hat selbst eine Niere von einer mit ihm nicht verwandten Person erhalten, eine Transplantation, die auf die Vermittlung von Selvam zurückgeht. Aber er verweist darauf, daß er nicht der Onkel von Selvam sei.

Der wiederum bringt den Polizeiinspektor immer wieder ins Spiel, um Glaubwürdigkeit zu gewinnen.

»Nehmen Sie sich vor Selvam in acht«, sagt uns Poovalingam.

Selvam ist mehr als vorsichtig. Er macht nicht mit Zeitungsanzeigen auf sein gewinnträchtiges Geschäft aufmerksam. »Ich fürchte, daß die Steuerbehörden dadurch auf mich aufmerksam werden könnten«, bemerkt er unwillig.

Hinter einem kleinen Verkaufsstand, an dem Kokosnüsse angeboten werden, direkt gegenüber dem Christian Medical College Hospital in Vellore, warten Männer, die zum Teil einen ausgehungerten und verwahrlost wirkenden Eindruck machen. Sie haben den Eingang des Krankenhauses im Auge.

Einer der Wartenden ist der 50jährige Ranganathan, der ungekrönte Nierenmakler der Stadt. Die anderen Männer sind seine Mitarbeiter oder aber Spender.

Rangananthan erklärt, daß er früher als Maler gearbeitet habe. Als er erkannte, daß mit Blutspenden Geld zu verdienen war, verlegte er sich auf dieses Geschäft. Später, als ihm klargeworden war, daß es seiner Gesundheit abträglich war, häufig Blut zu spenden, sammelte er Einheimische um sich und überredete sie, regelmäßig Blut zu spenden. Gleichzeitig kassierte er einen Teil ihrer

Einnahmen. Als die Verantwortlichen im Krankenhaus darauf aufmerksam wurden, setzten sie Rangananthan auf eine schwarze Liste, doch ihm gelang es immer wieder, die Verwaltung des Hospitals zu überlisten.

Nachdem man in Vellore mit Nierentransplantationen begonnen hatte, weitete Rangananthan seine Aktivitäten aus. Er kannte genug Spender, die bereit waren, für eine stattliche Summe eine Niere zu opfern.

Rangananthans Kontaktstelle ist das Telefon in einem Hotel unweit des Krankenhauses. Es kommt vor, daß er nach Madras gerufen wird, denn auch hier hat er mittlerweile Fuß gefaßt.

Ein »Spender« sagt aus

Januar 1989, Recherchen in Indien: Ein befreundeter Journalist weist auf die Meldung im »Indian Express« vom 25. Dezember 1988 hin. Die Schlagzeile lautet: »Arbeiter beklagt den Raub seiner Niere«.

Er heißt Govindbhai Thakor und soll in sein Dorf Kalol, etwa 800 Kilometer nördlich von Bombay, zurückgekehrt sein. Nach tagelangen Nachforschungen treffen wir ihn. Er lebt mit seiner 70jährigen Mutter in einer aus Kuhmist gebauten Hütte.

Sein Gesundheitszustand ist schlecht. Er leidet unter unerträglichen Schmerzen. Die Narbe von der Operation sieht noch sehr frisch aus.

Govindbhai ist dankbar, daß sich jemand für sein Schicksal interessiert. Er erzählt:

»Es war sehr schwierig, in unserem Dorf Arbeit zu finden. Ich habe rumgejobt. Zum Schluß war ich als Eisträger beschäftigt. Ich habe schwere Eisblöcke auf den Gepäckträger vom Fahrrad geladen und an mehrere Milchlokale geliefert. Wegen der Hitze mußte ich die Lokale schnell erreichen. Dann wieder zurück zur Eisfabrik, neue Blöcke holen und wieder losstrampeln. Zehn Stunden am Tag für 15 Rupien (1,50 Mark).

Irgendwann konnte ich nicht mehr. Ich habe zu Hause rumgesessen und nichts getan. Jeden Tag gab es Krach mit meinen Geschwistern. Es war nicht auszuhalten.

Ich habe von meinem Bruder 130 Rupien geklaut und Kalol verlassen. Ich wollte nie wieder zurück. Ich wollte nach Bombay.

Erst bin ich mit dem Bus nach Ahmedabad gefahren. Der Zug nach Bombay fuhr um neun Uhr abends. Ich bin durch die Straßen gelaufen und in ein Kino gegangen.

Am anderen Morgen war ich in Bombay. Ich stand am Bahnhof, rauchte eine Zigarette und wußte nicht, wie es weitergeht. Und dann kam ein Mann zu mir und fragte, ob ich in einer Großküche arbeiten wollte.

Die Arbeit war nicht so anstrengend, und ich verdiente zwölf Rupien am Tag.

Nach drei Monaten begann ich auf Baustellen zu arbeiten, Ziegelsteine schleppen, Zement mischen. Das habe ich eine Weile gemacht, und dann habe ich eine besser bezahlte Arbeit im Mahim-Hafen gefunden. Dort habe ich Fleisch und Fisch in Container geladen. Die Container gingen nach Japan und Amerika. Es war Knochenarbeit, aber ich habe gut verdient. 40 bis 50 Rupien am Tag.

Ich habe nirgendwo ein Zuhause gehabt. Geschlafen habe ich draußen am Hafen. Die zwei

Monsunmonate waren hart. Es regnete Tag und Nacht. Schlafen konnte ich nur im Sitzen unter einem Vordach.

Und dann an einem Tag, nach der Arbeit, saß ich am Hafen und ruhte mich aus. Da kamen zwei Polizisten und fragten mich, wo ich wohne und arbeite. Ich sagte, ich habe weder eine feste Arbeit noch einen Wohnsitz. Sie haben mich sofort mitgenommen und in der Polizeistation eingesperrt.

Wir waren 15 Leute in einem ganz kleinen Raum, und es war sehr heiß. Wegen der extremen Hitze fing meine Nase an, fürchterlich zu bluten. Außerdem bekam ich starken Husten und Magenkrämpfe. Ein Mitgefangener, Salim, meinte, er könnte mir helfen.

Am neunten Tag wurden wir endlich entlassen. Salim brachte mich zu dem Schneider Chota Master. Der würde mir weiterhelfen.

Chota Master war sehr freundlich und hat mir sofort einen Schlafplatz angeboten. Er sagte, er hätte gute Beziehungen zu einem Krankenhaus. Ich sollte mir keine Sorgen machen. Alles würde in Ordnung kommen.

Am nächsten Tag brachte er mich zur Sodha-Klinik. Dort haben sie mir ein bißchen Blut abgenommen. Nach einer Weile kam ein Mann zu mir und malte ein O auf meine Hand. Er sagte, bei jeder Untersuchung sollte ich das zeigen.

Am Abend meinte Chota Master, ich sollte mir keine Sorgen machen, einfach gut essen, trinken und schlafen.

Nach vier, fünf Tagen mußte ich wieder mit Chota Master zur Klinik. Dann haben sie mir eine leere Bierflasche gegeben, die ich mit Urin füllen sollte. Sie haben auch ein paar Röntgenbilder von meinem Rücken, der Brust und dem Becken gemacht.

Wieder gingen wir nach Hause. Chota Master sagte, ich müßte operiert werden, aber es würde noch ein paar Tage dauern. Er müßte ein Krankenhaus finden, wo für mich noch ein Bett frei ist.

Am nächsten Tag gingen wir zu einem Gericht. Dort mußte ich meinen Daumenabdruck auf einige Formulare machen. Mir wurde gesagt, daß sei nur eine Einwilligung für eine Bauchoperation. Chota Master meinte, nach der Operation würden alle meine Schmerzen weg sein.

Zwei Tage später wurde ich zum Cumballa-Hill-Krankenhaus gebracht. Abends haben sie mir ein Abführmittel gegeben, und ich durfte nichts mehr essen und trinken. Um acht Uhr morgens wurde ich operiert.

Danach kam jeden Morgen ein Arzt vorbei und fragte, wie es mir ginge. Am dritten Morgen erschien ein Araber und gab mir einfach 2 000 Rupien. Ich fragte die Krankenschwester, wofür ich das Geld bekommen hätte. Sie sagte, es wäre ein kleines Dankeschön für meine Niere, die die Frau des Arabers bekommen hat. Da habe ich zum erstenmal gehört, daß man mir eine Niere entfernt hat.

Ich steckte das Geld unter mein Kopfkissen. Am nächsten Morgen, als ich wach wurde, war es nicht mehr da. Als der Arzt kam, habe ich es ihm gesagt. Er antwortete: Vergiß die 2 000 Rupien, du wirst bald 20 000 Rupien bekommen.

Am siebten Tag wurde ich entlassen, und Chota Master holte mich ab. Wir gingen um die Ecke zu einem Getränkestand. Dort gab er mir 20 000 Rupien. Und dann sagte er mir, wir müßten sofort zum Hauptbahnhof. Er gab mir eine Fahrkarte und setzte mich in einen Zug nach Ahmedabad.

Morgens um sieben bin ich angekommen. Ich nahm einen Bus nach Kalol. Genau zwei Jahre war ich fort gewesen.

Zu Hause hatte ich viel Zeit, nachzudenken. Arbeiten kann ich noch nicht. Alles tut mir weh. Sogar beim Aufstehen und Waschen muß man mir helfen.

Nachdem meine Familie wußte, was mit mir geschehen war, hat sie einen Anwalt um Rat gebeten.

Der Anwalt meinte, wir müßten nach Bombay, um bei der Polizei eine Anzeige zu erstatten.

Also mußte ich wieder nach Bombay. Können Sie sich vorstellen, wieviel Kraft mich das gekostet hat?

Die Polizei hat zwar die Anzeige aufgenommen, aber uns wurde klar, daß sie nichts unternehmen wird.

Wissen Sie, ich bin arm. Ich habe nichts. Wie sollte ich gegen Chota Master und das Krankenhaus vorgehen?«

Die Nierensiedlung

Villivakkam scheint ein Slum wie jeder andere in Madras zu sein. Hier wohnen Rikschafahrer, Träger und Tagelöhner. Sie sind etwas besser gestellt als die, die auf der Straße leben, aber auch sie bekommen nur mit größter Mühe zwei Mahlzeiten am Tag zusammen.

In den letzten Jahren hat sich jedoch in Villivakkam einiges geändert. Es gibt mehr Ziegelsteinhütten. Einige besitzen Fahrräder. Es gibt Familien, die sich ein Fernsehgerät angeschafft haben. Andere haben sogar kleine Geschäfte eröffnet.

Mittlerweile nennt man Villivakkam abfällig *Kidney*vakkam. Die Siedlung ist zu einer Adresse für Organkäufe aller Art geworden. Aber die 5 000 Bewohner stört das nicht. Hier herrscht eine Stimmung, als hätte man einen Volltreffer im Lotto erzielt.

»Um an soviel Geld ranzukommen, müßte ich dreimal geboren werden«, erzählt der Kinowärter Ganesh Balan. »Ich kann auch mit einer Niere weiterleben.«

Balans Geschichte ist typisch. Um die Mitgift für seine Schwester aufzubringen, mußte er 10 000 Rupien Schulden machen. Ein Jahr später hat er selber geheiratet. Seine Schulden stiegen auf 15 000 Rupien. Kurz darauf kam sein Sohn zur Welt. Mit einem Einkommen von 200 Rupien im Monat konnte er seine Familie kaum ernähren. Als in dieser Situation ein Makler Balan für seine Niere 25 000 Rupien bot, hat er nicht lange überlegt.

Angst hatte er keine. Ein großer Teil seiner Nachbarn lebte ja auch mit einer Niere weiter. Mit dem Geld hat er seine Schulden bezahlt.

Nach einigen Monaten hat Balan seine Frau überredet, eine Niere zu verkaufen. Mit dem Geld konnten sie die Lehmwände ihrer Hütte durch Ziegelsteine ersetzen und ein Fahrrad kaufen.

Balans Nachbarn, das Ehepaar Rajkumar und Lakshmi Natarajan, haben auch eine Niere verkauft. »Ich verdiente am Tag zehn Rupien als Tagelöhner«, erzählt der Mann. »Wie soll ich mich, meine Frau und drei Söhne damit ernähren? Es gab nur zwei Möglichkeiten. Entweder werde ich ein Krimineller, oder ich gehe den ehrenwerten Weg und verkaufe eine Niere. Auch meine Frau entschloß sich, eine ihrer Nieren zu verkaufen. Mit

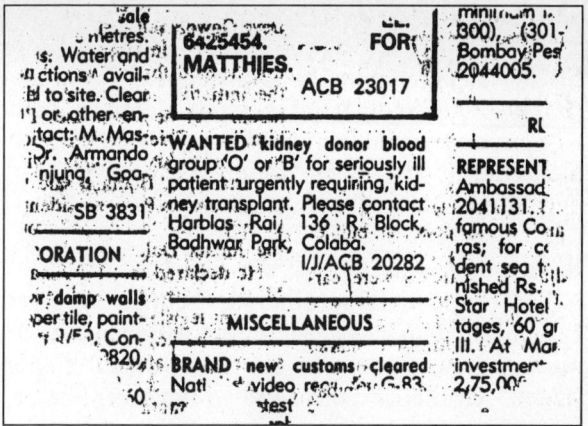

den 50 000 Rupien, die wir bekamen, haben wir das Haus ausgebessert und eine Auto-Riksha gekauft, um regelmäßige Einkünfte zu haben.«

Das Geld für seine Niere hat dem 43jährigen Krankenhaushelfer Venkat wenig geholfen. Er konnte sich einen Fernseher und ein Fahrrad kaufen, aber die restlichen 10 000 Rupien fielen seiner Spielsucht zum Opfer. Um sie weiter zu stillen, verkaufte er den Fernseher und das Fahrrad wieder. Doch auch dies Geld ist verloren. Jetzt will er, daß seine Frau Ruby eine Niere verkauft.

Für die Organhändler ist Villivakkam eine Goldgrube. Für jede erfolgreiche Vermittlung kassieren sie zwischen 1000 und 5000 Rupien.

Sie haben ihr Hauptaugenmerk auf junge Arbeitslose gerichtet. Angesichts fünfstelliger Beträge, die einem Spender winken, haben manche von ihnen gar kein Interesse mehr, eine Beschäftigung zu suchen. Ein Makler meint zynisch: »Wenn die hier wüßten, wo sie eines ihrer Augen verkaufen könnten, würden sie Schlange stehen.«

Johnny Gonsalves will einmal richtig leben

Er zählt nicht zu den völlig mittellosen Zuwanderern aus den ländlichen Gebieten, die nach Bombay strömen, kein Hindi sprechen, weder lesen noch schreiben können. Johnny Gonsalves ist in den Slums der Millionenstadt groß geworden.

Warum haben Sie Ihre Niere verkauft?
Ich hatte Geldprobleme. Einige meiner Freunde haben mir gesagt, eine Möglichkeit, da rauszukommen, ist, eine Niere zu verkaufen. Sie sagten, ich brauche nicht unbedingt zwei Nieren, und ein anderer Mensch könnte durch meine Niere weiterleben.

Durch einen Freund lernte ich den Nierenhändler Siddique Ahmed kennen. Er hat zu mir wie ein älterer Bruder gesprochen. Er sagte, ich sollte keine Angst haben. Aber ich wollte ein paar Tage Bedenkzeit.

Nach zwei Tagen ging ich zurück und erklärte mich bereit, eine meiner Nieren zu verkaufen. Ahmed sagte, wir könnten am nächsten Tag mit dem Bluttest anfangen.

Es gab eine Rennerei quer durch Bombay. Ein Gewebetest, ein Urintest und eine psychologische Untersuchung fanden statt. Ahmed hat alles in seinen eigenen Vordrucken eingetragen, und ich kam in seine Kartei.

Es dauerte ungefähr drei Wochen, bis er einen Käufer für meine Niere gefunden hatte. Dann mußte ich richtig um einen guten Preis handeln. Ahmed sagte mir, er sei vom saudi-arabischen Konsulat beauftragt und könne mir nicht mehr als 3500 Mark besorgen. Nach langem Hin und Her einigten wir uns auf 4500 Mark.

> **Eidesstattliche Erklärung**
>
> Ich, Herr Johnny Gonsalves, ungefähr 25 Jahre alt, wohnhaft Janata Cooperative Housing Society, R. No. 158, Mahim, Mori Road, Bombay-400016, erkläre unter Eid:
>
> Ich spende eine meiner Nieren an einen Patienten mit dem Namen Ahmed Ali Malkhi, 45 Jahre alt, an dem im Cumballa-Hill-Krankenhaus, Gowalia Tank, Bombay eine Nierentransplantation durchgeführt werden soll. Ich spende eine meiner Nieren freiwillig, ohne Druck und Zwang durch eine andere Person. Ich tue dies nach meinem freien Willen, meiner Wahl und meinem Wunsch.
>
> Alles, was oben erklärt wurde, ist wahr und sachlich korrekt.
>
> | | |
> |---|---|
> | Förmlich bestätigt in Bombay am 14. November 1986 | (Unterschrift) Eidesstattlicher Aussager |
> | Belehrt und Identität festgestellt durch mich | In meiner Gegenwart |
> | (Unterschrift des Notars) | (Unterschrift und Siegel des Magistrats der Stadt Bombay) |

Dann kam der Tag der Operation. Ich war voller Angst, und der Arzt sagte mir, ich solle mich wie ein Mann benehmen. Ja, und ich habe mich wie ein Mann benommen.

Das Geld mußte ich vom saudi-arabischen Konsulat abholen. Sie waren sehr nett zu mir und meinten, wenn ich wollte, könnte ich in Saudi-Arabien arbeiten.

Name: Johnny Gonsalves, Alter: 25 Jahre.
Überweisungsgrund: Gutachten über den geistigen Zustand.
Zur Person: Möchte eine psychiatrische Bescheinigung über die Unbedenklichkeit eines chirurgischen Eingriffes. Er zeigt keinerlei Symptome einer Schizophrenie oder Psychose, Neurose oder Depression, von Alkoholismus, Drogensucht oder irgendeines psychopathischen Verhaltens. Er verneint Epilepsie, Kopfverletzungen, Hirnhauterkrankungen. Er verneint jegliche Geisteskrankheiten in der Vergangenheit für sich und seine Verwandten. Er ging bis zur dritten Klasse in die Schule. Er ist Elektriker. Er versteht die Art des chirurgischen Eingriffs und auch die damit verbundenen Risiken.

Prüfung seines geistigen Zustandes:

Einstellung, äußere Erscheinung und Benehmen: sauber und ordentlich, kooperatives Verhalten.
Gemütsstimmung: normal.
Gedankengänge: Kontinuierlich und bezugnehmend, keine Selbsttäuschung.
Wahrnehmung: Er hat keine Halluzinationen.
Bezug zur Zeit, zum Aufenthaltsort und zur Person intakt.
Gedächtnis: intakt.
Intelligenz: durchschnittlich.
Beurteilungskraft: durchschnittlich.
Der Patient wurde zur psychologischen Auswertung weitergereicht. Bezugnehmend auf seine Vergangenheit, die Prüfung seines Geisteszustandes und der psychologischen Tests sehe ich keine Anhaltspunkte für eine psychische Störung. Der Patient ist psychisch in der Lage, einen chirurgischen Eingriff zu verkraften.

Als ich nach einigen Bedenktagen nochmals zum Konsulat ging, galt das Angebot nicht mehr.
Was haben Sie mit dem Geld gemacht?
Meine Schulden bezahlt. 2 000 Mark blieben übrig. Wissen Sie, mein Leben bestand aus Armut und Elend. Ich wollte endlich einmal wie ein Mensch leben. Ich habe gut gegessen, getrunken und mit Freunden gefeiert. Eine Woche lang schien die Sonne in meinem Leben.
Ich bin von Beruf Elektriker und halte mich mit Gelegenheitsarbeiten über Wasser.

Alternative »Life Foundation«?

Kisan Mehta ist ein erfolgreicher Geschäftsmann in Bombay. 1986 starb seine Frau aufgrund einer falschen medizinischen Behandlung. Nach ihrem Tod wollte Mehta ihren Körper für Forschungszwecke freigeben. Das gelang ihm jedoch erst nach einer längeren Auseinandersetzung mit dem amtlichen Leichenbeschauer.

Dieses Ereignis hat Mehta bewogen, die »Life Foundation« zu gründen. Die Stiftung will Menschen dazu bewegen, ihren Körper freizugeben für Forschungs- und Transplantationszwecke nach ihrem Tode. Dadurch soll gleichzeitig der florierende Handel mit Organen lebender Menschen bekämpft werden.

In einem Land, in dem 80 Prozent der Bevölkerung tiefreligiöse Hindus sind, die an die Wiedergeburt glauben, ist dieses Ziel nicht so leicht zu erreichen. Denn ein Hindu wird nach seinem Tod zeremoniell geehrt. Der Körper wird gewaschen und mit Sandelholz einbalsamiert. Die männlichen Verwandten tragen den Leichnam zum Ver-

Gesundheitsrisiko bei gekauften Spendernieren

Eine Gruppe von Ärzten aus mehreren Kliniken in den Vereinigten Arabischen Emiraten und Oman hat ... bei ihren Patienten, die sich in Indien eine Niere einpflanzen ließen, außergewöhnlich viele Komplikationen beobachtet. Die Spender wurden für je 18 000 Mark von Maklern in Bombay vermittelt. Von 130 Patienten überlebten acht die Operation nicht. Weitere 17 starben im Verlauf eines Jahres, meist an bakteriellen und viralen Infektionen. Das Durchschnittsalter der Patienten lag bei 38 Jahren. Alle waren bis auf ihr Nierenleiden gesund. Die meisten kehrten innerhalb von drei Wochen zur Nachbehandlung in die heimatlichen Kliniken zurück. Bereits zu diesem Zeitpunkt wurden vielfach lebensbedrohliche Infektionen festgestellt. Ein Teil der Patienten wußte nicht, welche Immunsuppressiva verwendet worden waren und daß deren weitere Einnahme notwendig ist. Die für die Weiterbehandlung erforderlichen Unterlagen waren unvollständig oder gar nicht vorhanden. Die Operationen erfolgten teilweise in einfachen Wohnungen; die hygienischen Verhältnisse waren durchweg mangelhaft. Manche Patienten hatten eine Überdosis von immunsuppressiven Substanzen erhalten, vermutlich weil die Transplantationen unter Zeitdruck und zwischen gewebeunverträglichen Personen vorgenommen worden waren. Die verwendeten Blutkonserven waren von bedenklicher Qualität. Bei drei Personen wurden Hepatitis-B-Infektionen und in vier Fällen HIV-Infektionen festgestellt.

aus: Frankfurter Allgemeine Zeitung, 24. Oktober 1990

brennungsort, wo er auf einen hochgestapelten Holzhaufen gelegt wird. In Begleitung von heiligen Hymnen entflammt der älteste Sohn das Holz. Die Asche, die zurück bleibt, wird zu einem Ort gebracht, wo drei Flüsse aufeinandertreffen, und dort verstreut.

Trotz dieser religiösen Vorbehalte ist es der »Life Foundation« gelungen, 1000 Menschen zu gewinnen, ihren Körper nach dem Tod für medizinische Zwecke freizugeben.

Ein weiteres Problem der Stiftung ist die fehlende systematische Datenerfassung von Spendern und Empfängern, vergleichbar mit Eurotransplant in Leiden (Niederlande). Zudem ist es in Indien sehr schwierig, die Leichen innerhalb von sechs Stunden zu einem entsprechend ausgerüsteten Transplantationsort zu bringen.

Aus diesem Grund werden die Vorstellungen der »Life Foundation« von manchen als unpraktikabel und naiv kritisiert. Skrupellose Organmakler könnten auch noch den Handel mit Toten betreiben. Die Zuweisung von Organen würde nicht nach einer Warteliste erfolgen, sondern hier wären Geld und Beziehungen entscheidend.

Ärztlicher Widerstand

Ob eine Transplantation mit einem gekauften Organ zulässig ist, wird unter indischen Ärzten kontrovers diskutiert. Die Frage der medizinischen Ethik ist in den Mittelpunkt gerückt.

Dr. Vidya Acharya, Chef der neurologischen Abteilung des KEM-Krankenhauses in Bombay, vertritt einen eindeutigen Standpunkt: »Die skrupellosen Ärzte, Makler und Krankenhäuser haben dem Ruf der gesamten Ärzteschaft geschadet. Das Geschäft mit menschlichen Organen muß sofort gestoppt werden.«

Dr. Ashok Kirpalani vom Bombay Hospital, ein Befürworter der »freiwilligen« Organspende, meint hingegen: »Wir sollten unsere Köpfe nicht in den Sand stecken. Was sollen wir tun, wenn wir nicht genügend Organe von Toten bekommen? Soll ich zusehen, wie meine Patienten sterben?«

Auch Dr. K. C. Reddy, ein Urologe, wehrt sich gegen den Vorwurf, Ärzte würden sich durch Nierentransplantationen bereichern: »Das ist lächerlich. Ich könnte mehr verdienen, wenn ich ein paar Dialysegeräte hier stehen hätte. Der Verkauf einer Niere bedeutet für mich, einem anderen Menschen das Leben zu schenken. Was ist daran unmoralisch?«

Dr. B. N. Colabawallah war in den siebziger Jahren einer der Wegbereiter für Nierentransplantationen in Indien. Heute äußert er sich in einem Interview sehr kritisch:

Können Sie uns einige Details über die Geschichte und die heutige Situation bei den Nierentransplantationen in Indien nennen?

Die Anfänge der Nierentransplantationen in Indien liegen in den siebziger Jahren, als in zwei beziehungsweise drei Zentren mit der Organverpflanzung begonnen wurde. Seitdem hat sich jedoch eine beachtliche Entwicklung vollzogen. Da keine gesetzliche Regelung existierte, die die Transplantation von Organen bereits Verstorbener geregelt hätte, wurden im frühen Stadium nur Organverpflanzungen zwischen miteinander verwandten Personen vorgenommen. Infolge des sprunghaften Anstiegs der Nachfrage nach Spendernieren kam es leider dazu, Nieren auch von fremden Personen zu kaufen. Diese Entwicklung hat einen Markt geschaffen, der sowohl für Inder als auch für Ausländer zugänglich ist, weil es bislang keine gesetzlichen Vorschriften gibt, die einen derartigen Handel ausdrücklich verbieten.

Welche ethischen und moralischen Probleme ergeben sich aus der Organtransplantation zwischen nicht miteinander verwandten Personen?

Obwohl viele Leute vorgeben, diese Praktiken gesetzlich einschränken und begrenzen zu wollen, bin ich nicht der Ansicht, daß ein genereller Umdenkungsprozeß stattgefunden hat. Wenn auf der einen Seite Sklaverei und Knechtschaft stillschweigend akzeptiert werden, warum sollte auf der anderen Seite plötzlich der Verkauf menschlicher Organe verurteilt werden?

Die Organspende basiert auf selbstlosen Motiven von Einzelpersonen, die dies ohne Zwang beschließen. Ist der Kauf von Nieren beim Menschen, die am Existenzminimum leben und eventuell noch dazu bewußt falsch informiert werden, nicht eine entwürdigende Form ökonomischen Zwangs?

Könnte sich ein Gesetz, das die Organtransplantation von bereits verstorbenen Personen legitimiert, positiv auf die derzeitige Situation auswirken?

Derartige Gesetze sind von größter Bedeutung für das Land und werden sicher zu einer Linderung der Notlage beitragen. Ob sie aber zu einer gänzlichen Verdrängung des unmoralischen Organhandels führen werden, ist meiner Ansicht nach äußerst zweifelhaft.

Befürchten Sie die Nierenentnahme von einem bereits verstorbenen Spender?

Diese Frage erübrigt sich, wenn wir einmal das Prinzip und die Praxis der Organtransplantation von Verstorbenen akzeptiert haben.

Machen Sie einen prinzipiellen Unterschied zwischen Sklaverei, Kinder- und Frauenhandel einerseits und dem Handel mit Nieren andererseits?

Ich sehe vom ethisch-moralischen beziehungsweise vom soziologischen Standpunkt aus betrachtet keine Unterschiede in dieser Frage. Ich bin der Meinung, daß die genannten Punkte ethisch nicht akzeptabel, moralisch unverträglich und sozial entwürdigend sind.

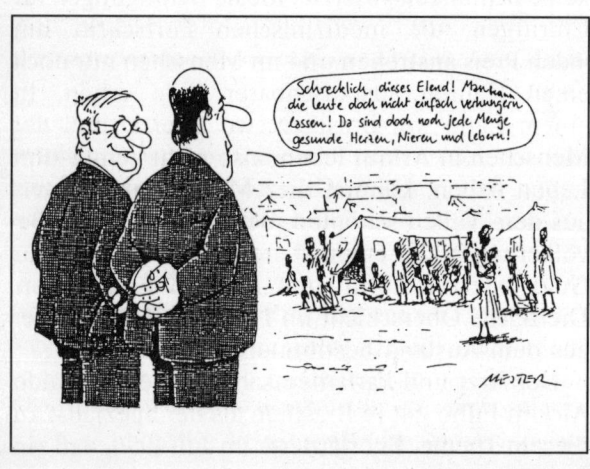

Brasilien: Ein Heer von Armen für die Menschenklempner

30 Jahre nach der ersten Organverpflanzung sind die Ärzte in Brasilien in der Lage, die verschiedensten Organe zu transplantieren: Lunge, Leber, Herz, Bauchspeicheldrüse, Niere, Eierstöcke, Hornhaut des Auges, Gehörknöchelchen, Haut und Knochen. Einige Ärzte behaupten, Brasilien sei auf dem Gebiet der Organverpflanzungen führend in der Welt, da »in den zahlreichen Privatkliniken mit viel Geld und wenig Kontrolle« gearbeitet werden kann.

Der Forschung und den damit verbundenen Versuchen »am menschlichen Körper seien bei der kaum vorhandenen juristischen Kontrolle fast keine Schranken gesetzt«. Ideale Bedingungen für Chirurgen, die medizinischen Fortschritt um jeden Preis anstreben und im Menschen nur noch einen Haufen austauschbarer Teile sehen. In einem Land wie Brasilien, wo zwei Drittel der Menschen in Armut leben, also nicht genug zum Leben haben, können die »Menschenklempner« aus dem Vollen schöpfen, denn die verarmte Bevölkerung bildet einen ständig greifbaren, da für Geld jederzeit abrufbaren Pool an Ersatzteilen. Die reiche Oberschicht im Lande und die Käufer aus dem Ausland bestimmen den Bedarf.

Der Arzt und Parlamentsabgeordnete Geraldo Alckim Filho gilt in Brasilien als der Spezialist zu diesem Thema. Er erläuterte im Juli 1990, daß »in

Brasilien 80 Prozent der Nierentransplantate von lebenden Spendern stammen, während in den europäischen Ländern ungefähr 90 Prozent der verpflanzten Nieren von toten Spendern transplantiert werden«. Diese Relation bezogen auf die geschätzte Zahl von ungefähr 1000 Nierentransplantationen pro Jahr in Brasilien – wobei die Dunkelziffer nicht berücksichtigt ist – zeigt die hohe Anzahl von verkauften Nieren. Alckim Filho sieht die Probleme dieses Marktes und will mit einer Kampagne dafür werben, daß sich mehr Menschen in Brasilien bereiterklären, nach dem Tode Organe entnehmen zu lassen.

Laut brasilianischer Gesetzgebung ist der Verkauf von menschlichen Organen verboten. Dies wollen Politiker in Brasilien ändern, zum Beispiel Senator Gastao Muller, der 1986 den Gesetzentwurf Nr. 231 einbrachte, um »den Verkauf von Geweben, Organen oder Teilen des menschlichen Körpers, die zu Lebzeiten oder nach dem Tode zu therapeutischen oder wissenschaftlichen Zwecken abgegeben werden, zu legalisieren«. Damit würde »die gängige Praxis des Verkaufs von Organen des lebenden menschlichen Körpers, wie durch die zahlreichen Zeitungsanzeigen belegt, straffrei gemacht«, so der konservative Senator. Es gäbe »keine entscheidenden Gründe für die Beschränkungen«.

Die Bezahlung der »Spende« rechtfertigt Gastao Muller mit dem Risiko des Spenders. »Selbst bei Durchführung mit aller Vorsicht bringt der chirurgische Eingriff immer irgendwelche Risiken und Nachteile für den Spender. Wenn die Person eines seiner Organe opfert, ist es nur recht und billig, daß er einen finanziellen Ausgleich dafür erhält, wobei das gleiche für die Familie des toten

Spenders gilt.« Außerdem will der Senator dem von ihm eingebrachten Gesetzentwurf mit dem Hinweis auf die »schwierige Kontrolle der illegalen Vermarktung von Organen« Nachdruck verleihen.

Bis heute hat diese Gesetzesvorlage sowie viele andere zum gleichen Thema keinen Niederschlag in der Rechtsprechung gefunden. Der illegale Handel aber geht unvermindert weiter. Genaue Zahlen über den Umfang sind nur schwer zu ermitteln. Aber Branchen-Insider sprechen von einem riesigen Geschäft mit ständig steigender Tendenz. Vor allem der Handel mit menschlichen Organen ins Ausland nimmt drastisch zu. Die angesehene Zeitung »Folha de São Paulo« zitierte bereits am 22. Mai 1986 das Außenhandelsregister der Banco do Brasil: »1985 erbrachte der Export von Knochen, Hornhäuten und menschlicher Haut 33 547 US-Dollar.«

Aber der direkte Export von Organen ist nicht der typische Weg des Handels zwischen Erster und Dritter Welt. Die Reichen aus den USA, aus Europa und Japan fliegen nach Brasilien, um dort schnell und preisgünstig eine Hornhaut des Auges oder eine Niere transplantiert zu bekommen.

Dies schafft zusätzlichen Bedarf, der durch die wenigen Spenden, die bei Todesfällen anfallen, und selbst durch die kommerziellen Spender nicht gedeckt werden kann. Ausländer mit harter Währung werden bevorzugt behandelt. Auf der Strecke bleiben die einheimischen Kranken.

»Es ist wie bei einem Brunnen in einer Provinzstadt: Jeder will seinen Teil haben!« Dieser Vergleich wurde von Professor Ricardo Veronesi angestellt, der einen Lehrstuhl für infektiöse und parasitäre Krankheiten an der medizinischen Fakultät

In der brasilianischen Industriestadt Belo Horizonte wurden am 17. März 1990 in der Zeitung »Journal de Opiniao« **Kriterien für die Auswahl von Organspendern** abgedruckt:

Trotz des Mangels an Spendern können nicht alle, die ihre Organe spenden wollen, dies wirklich tun. Für jede Art Verpflanzung besteht ein strenges Auswahlkriterium, das zu befolgen ist:

Hornhaut: Ohne Altersgrenze, Fehlen lokaler Infektion, keine Narben auf der Hornhaut.

Niere: Alter unter 70 Jahren, adäquate Nierenfunktion, keine Vorgeschichte von Nierenerkrankung.

Leber: Alter unter 55 Jahren, adäquate Leberfunktion, ohne Evidenz von Drogen- und Alkoholsucht.

Herz: Alter unter 45 Jahren, keine Vorgeschichte von Herzerkrankung.

Herz-Lunge: Alter unter 45 Jahren, keine Vorgeschichte von Herzerkrankung, keine Vorgeschichte von Lungenerkrankung, ohne Vorgeschichte von eingewurzeltem Nikotinismus, ohne Evidenz von Lungeninfektion, guter Luftaustausch und Anpassungsfähigkeit der Lunge. Verträglichkeit in der Größe zwischen Spender und Empfänger (in diesem Fall ist es notwendig, Größe, Gewicht und Alter des Spenders zu wissen).

Niere-Bauchspeicheldrüse: Alter unter 45 Jahren, ohne Vorgeschichte früherer Bauchspeicheldrüsen-Erkrankung, ohne Vorgeschichte von Alkoholismus und Drogensucht, ohne Vorgeschichte des Gebrauchs von Insulin, auch vorübergehend, normale Funktion der Bauchspeicheldrüse, adäquate Nierenfunktion, keine Vorgeschichte von Nierenerkrankung, kein Trauma der Bauchspeicheldrüse der Niere oder der Milz.

der Universität São Paulo hat. Er bestreitet den Sinn, den diese Art von Chirurgie in einem unterentwickelten Land hat, in dem es noch nicht gelungen ist, schwerwiegende Probleme der Volksgesundheit zu lösen, wie Tetanus, Masern, Tuberkulose oder Gelbfieber.

Veronesi wertet die Kosten für Organverpflanzungen als unverantwortlich hoch. In Brasilien sterben jährlich eine halbe Million Kinder, 60 Prozent davon an vorhersehbaren Infektionskrankheiten. Brasilien steht an zweiter Stelle in der Welt bei Tetanuserkrankungen, mit 15 000 Krankheitsfällen pro Jahr, davon die Hälfte mit tödlichem Ausgang, und wird darin nur noch von Indien übertroffen. Zehn Millionen Brasilianer leiden an der Chagas-Krankheit, 16 Millionen Menschen an endemischem Kropf, der durch chronischen Jodmangel hervorgerufen wird.

Viel wichtiger, als die Überlebenszeit eines Menschen zu verlängern, sei es, den Tod von Millionen von Brasilianern durch vorhersehbare Krankheiten zu verhindern. Für Veronesi dienen Transplantationen hauptsächlich dazu, Namen von Ärzten und Institutionen bekannt zu machen: »Jetzt will jeder seine Verpflanzung haben«, spöttelt der Professor.

Nach Angaben der Brasilianischen Gesellschaft für Nierenkunde gibt es heute in Brasilien 15 000 Dialyse-Patienten. 9 000 von ihnen könnte durch Transplantation geholfen werden. Tatsächlich werden im Jahr etwa 1 000 Transplantationen durchgeführt. Unter den einheimischen Empfängern von Organspenden befinden sich nur die Reichen, die es sich erlauben können, die teure Behandlung zu bezahlen. Abgesehen von wenigen Fällen, wo bevorzugt Kinder medienwirksam von den Göttern

Organspende: Kostenloses Begräbnis und Familienhilfe für Organspender

Wer in der brasilianischen Stadt Uberlândia ein Organ spendet, hat das Recht auf eine immerwährende Grabstätte auf einem der städtischen Friedhöfe. Die Familie ist befreit von Gebühren für Totenhalle und Bestattung, von Steuern für die Überschreibung von Immobilien und wird bevorzugt bei jedem Wohnungsbauprogramm der Präfektur.

Der Gesetzentwurf wurde gestern mit diesen Bestimmungen einstimmig vom Rat der Stadt angenommen. Der Urheber des Entwurfs, der Stadtverordnete Eduardo Afonso, will die Anzahl der Spenden in der Stadt vergrößern, wo bereits 47 Personen auf Hornhauttransplantationen warten. Laut Aussage des Stadtverordneten versorgt Uberlândia Patienten aus der gesamten Umgebung, das heißt, daß 50 Hornhauttransplantationen pro Jahr notwendig sind, um der Nachfrage zu entsprechen.

Die Initiative hat auch den Zweck, die Bereitschaft der Familienangehörigen zu wecken, Nieren von Toten zu spenden – eine andere Art von Transplantation, die im Stadtbereich durchgeführt wird. Eduardo Afonso gibt zu, daß es bei dieser Operation schwieriger ist, die Zustimmung der Personen zu erhalten, da das Organ entnommen werden muß, solange das Herz noch schlägt, aber der Gehirntod bereits festgestellt worden ist.

aus: Jornal da Tarde, 12. Dezember 1989

in Weiß durch Organübertragung »das Leben geschenkt« wird.

Die himmelschreiend ungerechte soziale Situation entscheidet in Brasilien bei der ärztlichen Versorgung über Leben und Tod. Die einen verkaufen ein Stück ihres Lebens mit der Organspende, und die anderen kaufen ein Stück Leben durch den Empfang des Organs. Das ist Kapitalismus par excellence.

Dieser Deal mit der Gesundheit von Menschen hat noch weit häßlichere Züge angenommen. Denn mit dem wachsenden Bedarf an Organen, insbesondere durch den zunehmenden »Transplantationstourismus« aus den reichen Ländern des Nordens in die armen Länder des Südens, schrecken skrupellose Zwischenhändler auch nicht mehr vor kriminellen Methoden bei der Beschaffung des Nachschubs zurück.

Dyle Nogueira mußte sterben, seine Nieren wurden gebraucht

Taubate ist eine mittelgroße, bei den Touristen sehr beliebte Universitätsstadt an der brasilianischen Küste zwischen Rio de Janeiro und São Paulo gelegen.

Am 10. Dezember 1986 wird der 15jährige Dyle Nogueira mit einem Kopfschuß in die dortige Universitätsklinik eingeliefert. Der Krankenbericht weist nach, daß der Junge verschiedene Reaktionen zeigte, die Hoffnung auf Genesung berechtigten: »Normale Gehirnströme«, »lichtempfindliche Pupillen«, »Reaktionen auf Schmerzstimulation«. Da er sich nicht zu sehr bewegen sollte, verabreichten ihm die Ärzte ein Beruhigungsmittel.

Eine Überdosis, wie sich später herausstellen sollte. Zwei Tage später entnehmen die Ärzte Dyle Nogueira beide Nieren. Am selben Tag ist im Krankenbericht morgens normaler Blutdruck vermerkt worden.

Nur weil der Tageszeitung »Folha de São Paulo« diese Krankenberichte zugespielt wurden, kam der Skandal zu Tage. Die eingeleiteten Ermittlungen ergaben, daß mindestens vier weiteren Patienten vor ihrem Tod Nieren herausoperiert worden waren.

José Faria Carneiro, 40 Jahre alt, Diagnose: »normale Gehirnströmung am 21. Dezember 1986«. Transplantation beider Nieren am selben Tag. Ähnlicher Vorgehensweisen machten sich die Ärzte schuldig bei: José Miguel da Silva, 42 Jahre, Alex de Lima, 15 Jahre, und Irani Gobo, 46 Jahre.

Als durch die Aussagen des Arztes Sa Kalume bekannt wurde, daß alle Nieren an das Hospital de Clinicas de São Paulo verkauft worden waren, kam es zu einer Untersuchung durch eine Ärztekammer. Angeklagt wurden der Rektor der Universität Taubate, Walter Thaumaturgo junior, und vier Ärzte, die in der Universitätsklinik praktizieren.

Die Beschuldigten wiesen die Vorwürfe in einer Gegendarstellung zurück und behaupteten, daß sie »die Nieren in Wirklichkeit Leichen entnommen« hätten. Man habe »in Übereinstimmung mit den weltweit anerkannten Richtlinien« gehandelt. Auf die der Untersuchungskommission vorgelegten Krankenberichte der Nierenopfer ging jedoch keiner der Ärzte ein. Die Zeitung »Folha de São Paulo« berichtete in ihrer Ausgabe vom 2. April 1987: »Kein Krankenhaus in dieser Region kümmert sich um die Richtlinien.« Der anklagende

Arzt Sa Kalume spricht weiterhin von »Euthanasie«.

Maria do Carmo, Mutter des 15jährigen Alex de Lima, läßt nicht locker. Sie beschuldigt Mariano Fiore junior, einen der beteiligten Ärzte. Am 6. April 1987 berichtete »Folha de São Paulo«: »Donnerstag bestätigte Maria do Carmo, daß es Fiore gewesen sei, der ihr Papiere zur Unterschrift brachte, einige davon blanko, worunter auch die Erlaubnis zur Nierenentnahme des 15jährigen Jungen war. Das geschah einen Tag nach seinem Tod.« Der beschuldigte Arzt aber bestritt dies gegenüber der Zeitung, sprach von einer Verwechslung, die durch seine Ähnlichkeit mit zwei anderen Ärzten des Krankenhauses – dem Neurologen Carlos Moassab und dem Nephrologen Pedor Henrique Torrencilhas – erklärbar sei. Laut Mariano Fiore »könnten es die Ärzte Moassab oder Torrencilhas gewesen sein, da beide ebenfalls blond seien und Bärte tragen«. Er aber habe nur die Aufgabe gehabt, der Familie den Tod des Jungen mitzuteilen.

Die beiden erwähnten Ärzte aber stritten ebenfalls ab, der Mutter ein Blanko-Formular zur Unterschrift vorgelegt zu haben. Eduardo Moassab: »Ich hatte an diesem Tag keinen Dienst im Krankenhaus.« Und Pedro Torrencilhas antwortete ausweichend auf die Anschuldigung: »Das, was die Mutter unterschrieben hat, ist ein genormtes Formblatt des Krankenhauses zur Organentnahme.«

Keiner wollte es gewesen sein. Auch der klinische Direktor des Krankenhauses, Jorge Miguel Kather Meto, konnte keine Klärung schaffen. Er habe überhaupt nur »von einer durchgeführten Nierenentnahme« gewußt. Dies aber bestritten wiederum zwei der sich gegenseitig beschuldigenden Ärzte. »Mariano Fiore und Pedro Torrencilhas behaupten jedoch, daß Kather Neto immer Kenntnis dieser chirurgischen Eingriffe gehabt habe«, so »Folha de São Paulo«. Der klinische Direktor wehrte sich: »Wenn sie behaupten, daß ich Kenntnis der Vorgänge hatte, sollen sie mir irgendeine von mir unterschriebene Erklärung zeigen.« Worauf Mariano Fiore erwiderte, daß ohne Netos Zustimmung keine chirurgischen Eingriffe durchgeführt werden.

In der Folgezeit kommt es zu skandalösen Vorfällen bei den Untersuchungen an der Universitätsklinik Taubate. Brasilianische Medien registrieren bissig, daß die mit der Überprüfung betrauten Ärzte ihren Kollegen nicht schaden wollen. Immer wieder taucht die Frage auf, warum die beschuldigten Ärzte nicht vor ein ordentliches Gericht gestellt werden. Aber nichts dergleichen geschieht.

Statt dessen häufen sich widersprüchliche Aussagen der Ärztekommissionen. Zuerst heißt es, daß alle beteiligten Ärzte in allen fünf bekannten Fällen vorzeitiger Nierenentnahmen schuldig seien. Dann ist nur noch davon die Rede, zwei der »Nierenopfer« anzuerkennen. Und später verlaufen alle Untersuchungen im Sande.

Neben zeitweiligen Beurlaubungen und Versetzungen hat keiner der an den Vorfällen Beteiligten weitere Nachteile erfahren. Diese Ungerechtigkeit erreicht ihren Höhepunkt darin, daß der anklagende Arzt Sa Kalume am härtesten bestraft wird. Er verliert sowohl seine Anstellung in der Klinik als auch seine Professur an der Universität von Taubate.

»Es ist Wahnsinn«

»Verkaufe Niere«, »Hornhaut zu verkaufen«: Solche Anzeigen werden in brasilianischen Zeitungen ständig veröffentlicht, zwischen Angeboten von Orchideen, gebrauchten Leitern, Fotoapparaten, Brautkleidern, Massage-Instituten und Privatdetekteien.

Eine der ersten, die unter der Spalte »Verschiedenes« im Anzeigenteil vom »Estado de Minas« in der Ausgabe vom 2. August 1981 erschien, wurde von der Lehrerin Zinda Carvalho Tolentino bezahlt, die eine Niere »zum höchsten Angebot« zur Verfügung stellte. Von da an wurden regelmäßig Nieren und Hornhaut zu Preisen zwischen 2500 DM und 40000 DM angeboten. Die Gründe sind immer dieselben: Arbeitslosigkeit, Schulden, finanzielle Schwierigkeiten. Sogar ein Unternehmer, Antonio Eustaquio Diniz, Inhaber einer kleinen Immobilienfirma, kam nicht mehr gegen den Druck der Wucherer und Gläubiger an und bot eine seiner Nieren für 10000 DM zum Kauf an.

Die Oberstufe abschließen, Literatur studieren, Englisch unterrichten, das möchte Reinaldo Antonio Israel, der eine Niere für 27500 DM und eine Hornhaut für 40000 DM anbietet. Er ist aus Ferros in Minas, 33 Jahre, verheiratet, zwei Kinder, Lagerverwalter einer Firma in Betim und verdient weniger als 100 DM monatlich. Der Sohn eines pensionierten Unteroffiziers der Militärpolizei glaubt, daß die Zeit gekommen ist, sein Leben zu regeln, bevor die Lage noch schlimmer wird: »In Brasilien spricht man schon nicht mehr von Krisen, die Menschen verlieren die Hoffnung. Deshalb will ich vorsorgen. Was die Hornhaut angeht, so ändert sich an der Ästhetik nichts. Ich hätte nur noch ein Auge, aber ich würde ruhig leben, ohne finanzielle Schwierigkeiten, und die Zukunft meiner Kinder wäre gesichert.« Reinaldo Israel hat die Hoffnung, daß sich irgendein Geschäftsmann aus São Paulo für Nieren oder Hornhaut interessiert. »Für den, der reich ist, ist es ein gutes Angebot; denn eine gesunde Niere oder eine gesunde Hornhaut ist unbezahlbar. Wie das Leben.«

Maria Imaculada Riberia ist es leid, von ihren zwei Söhnen unterhalten zu werden, und sorgt sich um die Zukunft ihrer jüngsten Tochter. Auch sie bietet eine Niere für 15 000 DM an. Sie ist 51 Jahre, ohne Beruf und ohne Arbeit, aus Matipo im Süden des Staates Minas, seit langem von ihrem Mann getrennt. »Ich kam aus der Schicht der Armen und bin in die Mittelschicht aufgestiegen. Jetzt ist die Situation schwierig. Die Mieten sind hoch und steigen ständig. Ich bin gesund und habe keine Angst vor der Operation. Ich glaube, ich kann mit nur einer Niere leben, und dann habe ich eine gute Voraussetzung, meine Tochter großzuziehen.«

»Noch gehöre ich zur Mittelklasse, aber ich laufe Gefahr, in die Armenschicht abzurutschen.« So rechtfertigt sich Maria Soliz*, eine Frau aus Minas, 33 Jahre alt, die ihre Niere zum Verkauf anbot. Sie bat darum, ihren richtigen Namen nicht zu nennen, um nicht »die Kinder zu schockieren«. Verheiratet, fünf Kinder, Abschluß des Gymnasiums, studierte aber nicht weiter und blieb auch wegen der Heirat und der Kinder ohne Anstellung. Ihr Mann, ebenfalls mit Gymnasialabschluß, ist Verkäufer und verdient zirka 200 DM im Monat. »Das Gehalt meines Mannes reicht nur knapp für die nötigsten Ausgaben, aber die Situation wird schon kritisch. Das Gymnasium ist für die Kinder 50 Prozent teurer geworden, und das Gehalt steigt nicht mit den Lebenshaltungskosten. Wir stürzen in einen Abgrund. Man hat keinen seelischen Rückhalt, nur noch Schulden«, klagt sie.

Ein weiteres trauriges Beispiel ist eine Lehrerin, die nie ihren Beruf ausübte. Zinda Carcalho Tolentino, geboren in Montes Claros, auch aus der Mittelklasse, erhielt schon einige Angebote für ihre Niere, aber sie hat sich noch für keines entschieden. Als Verkäuferin in einem großen Geschäft in Belo Horizonte verdient Zinda 110 DM monatlich, die fast ganz für die Zahlung von Miete und Nebenkosten einer kleinen Wohnung im Zentrum ausgegeben werden. »Ich leide keinen Hunger, aber ich habe für nichts Geld, nicht einmal für Kleidung oder ärztliche Behandlung.« Zinda, 26 Jahre, unverheiratet, meint, daß die Angebote von Nieren und Hornhaut für die Regierung eine Warnung sein sollten. »Nur so werden die Behörden des Landes sehen und fühlen, daß das Volk in großen Schwierigkeiten ist und sogar Hunger leidet.«

Der Fall von Joao Carlos Agular ist noch dramatischer. Unverheiratet, 24 Jahre, nur mittlere Reife, ist seit mehr als einem Jahr arbeitslos und überlebt nur dank seines alten Großvaters, der eine kleine Rente hat. Jeden Tag geht er, mit der Zeitung in der Hand, auf Arbeitssuche. »Es gibt trügerische Stellenangebote, die bis zu 150 DM pro Woche bieten. Man kommt da hin und erlebt eine große Frustration.« Zuletzt war er als Buchhalter angestellt. Er war schon Kassierer, Verkäufer und Bürogehilfe. Sein einziger Lichtblick ist nun, einen Käufer für eine Niere oder eine Hornhaut zu finden.

Die Ehefrau weiß noch nichts davon, und die Freunde raten ab. Aber der Handelsvertreter

Antonio (er nennt weder seinen ganzen Namen noch läßt er Fotos zu, die ihn identifizieren könnten) will eine Niere und eine Hornhaut verkaufen, um seine Schulden zu bezahlen. »Es ist Wahnsinn, unter solchen finanziellen Schwierigkeiten weiterzuleben. Lieber will ich auf einem Auge blind sein.« Verzweifelt über die Situation, in der er sich befindet, und müde, andere Auswege zu suchen, »die zu nichts führen«, setzt er 45 Tage lang Anzeigen in eine Paulistaner Zeitung, in denen er seine Hornhaut zur Transplantation anbietet.

Da sich bis jetzt viele »Neugierige« und wenige an der Hornhaut wirklich Interessierte meldeten, hat sich der 35jährige Antonio, der 1983 aus Geldmangel sein Jurastudium an der Universität von Mogi das Gruzes abbrechen mußte, entschlossen, auch eine seiner Nieren zum Verkauf anzubieten.

Er legt die Gründe für dieses Angebot dar: »Sehen Sie, ich habe sehr, sehr hohe Schulden. Aus finanziellen Gründen will ich einen Teil meines Körpers verkaufen. Es ist schwierig, einen Preis für den Verkauf einer Niere, einer Hornhaut festzulegen. Was ich am meisten wünsche, ist, alle, denen ich Geld schulde, auszuzahlen, um wieder ruhig leben zu können.«

Bis 1980 führte der Geschäftsmann Antonio ein ruhigeres Leben. An den Wochenenden fuhr er mit seiner Familie weg, bewohnte ein eigenes Haus im Stadtviertel Lapa. Er war immer ein ehrgeiziger Mensch, wie er sich selbst beschreibt. So arbeitete er schon mit zehn Jahren als Bote für einen Lebensmittelladen; und danach hat er niemals aufgehört zu arbeiten.

»Es war für mich sehr wichtig, mein eigenes Geld zu haben und von niemandem abhängig zu sein.« Aber seine Geschäfte gingen schon mehr als zehn Jahre nicht mehr gut, seit er als Handelsvertreter auf eigene Rechnung arbeitete. »Die Situation war tatsächlich schon schwierig. Aber sie wurde erst vor fünf Jahren unerträglich. Ich verkaufte alle möglichen Handelsprodukte und erhielt vordatierte Schecks, Wechsel und Schuldverschreibungen. Da ich an kleine Geschäftsleute verkaufte, bekam ich nie Barzahlungen. Dann begann ich, diese Schecks bei Börsenspekulanten zu verrechnen, bei denen ich auch Anleihen machte, um das Geld in Umlauf zu setzen und um meine Schulden bezahlen zu können.«

Die Entscheidung, eine Niere oder eine Hornhaut zu verkaufen, hat er in dem Moment getroffen, als ihm bewußt wurde, daß es nicht mehr die geringste Möglichkeit gab, das nötige Geld zur Begleichung seiner Schulden aufzutreiben. »Darüber hinaus«, erzählt er, »rufen die Börsenspekulanten jeden Tag bei mir zu Hause an und machen Druck.« Er habe zwar viele Freunde, aber die möchte Antonio lieber nicht in die Sache verwickeln. »Ich bin allein in diese Situation hineingeraten, und ich muß alleine aus ihr herauskommen.« Er glaubt daran, daß er es schafft, ohne fremde Hilfe »da herauszukommen«. »Ich will nicht, daß die Leute glauben, daß ich das nur mache, um Hilfe zu bekommen. Ich bin entschlossen, meine Organe zur Transplantation zu verkaufen«, sagt er. Er fügt hinzu, daß seine Familie erst kurz vor der Festlegung des Operationstermins von dieser Entscheidung erfahren wird. Und das, obgleich er noch keine Untersuchungen hat machen lassen und noch keinen Arzt befragt hat, ob sein Gesundheitszustand in Ordnung ist.

Ein Gesetzentwurf

**ABGEORDNETENKAMMER
KOMMISSION FÜR SOZIALE UND
FAMILIENSICHERHEIT**
Gesetzentwurf Nr. 1.169/88,
vorgelegt am 3. April 1990

Behandelt die Beschaffung und Verpflanzung von Geweben, Organen und Teilen des menschlichen Körpers für therapeutische und wissenschaftliche Zwecke und gibt andere Verfahren an.
Verfasser: Abgeordneter Carlos Mosconi
Berichterstatter: Abgeordneter Geraldo Alckim Filho

Der Gesetzentwurf des ehrenwerten Abgeordneten Carlos Mosconi sieht vor, die Entnahme und Verpflanzung von Geweben, Organen und Teilen des menschlichen Körpers für therapeutische und wissenschaftliche Zwecke festzulegen, um deren Durchführung entsprechend den aufgeführten Kriterien zu erleichtern. Diesem wurden acht weitere Vorschläge beigefügt:

    1. Gesetzentwurf Nr. 3.791 von 1989, verfaßt von dem ehrenwerten Abgeordneten Ismael Wanderley, über Anregungen zur Organspende für Verpflanzung;

    2. Gesetzentwurf Nr. 3.847 von 1989, verfaßt von dem ehrenwerten Abgeordneten Leonel Julio, über die Strafverringerung für Verurteilte, die sich als Organspender *nach dem Tode* zur Verpflanzung zur Verfügung stellen, und andere Verfahren bestimmen;

    3. Gesetzentwurf Nr. 3.952 von 1989, verfaßt von dem ehrenwerten Abgeordneten Victor Faccioni, zur Schaffung von Anreizen für die freiwil-

lige Spende von Organen für Verpflanzungen und Bestimmung anderer Verfahren;

4. Gesetzentwurf Nr. 4.303 von 1989, verfaßt von der ehrenwerten Abgeordneten Benedita da Silva, welcher Regeln festlegt für die Spende und die Entnahme von Organen und Geweben und Teilen des menschlichen Körpers zum Zweck der Verpflanzung, und andere Verfahren angibt;

5. Gesetzentwurf Nr. 4.537 von 1989 mit Ersatz durch den Verfasser, den ehrenwerten Abgeordneten Victor Faccioni, durch Änderung des CAPUT des Artikels 162 des Gesetzentwurfs Nr. 3.689 vom 3. Oktober 1941 – Strafprozeßordnung;

6. Gesetzentwurf Nr. 4.633 von 1990, verfaßt von dem ehrenwerten Abgeordneten Tadeu Franca, welcher das allgemeine Prinzip der Spende, ausgenommen bei ausdrücklicher entgegenlautender Festlegung zu Lebzeiten des Spenders, festlegt;

7. Gesetzentwurf Nr. 4.769 von 1990, verfaßt von dem ehrenwerten Abgeordneten Leonel Julio, in welchem dem Verhafteten bei Organ- oder Gewebespende Strafverringerung zugestanden wird, und

8. Gesetzentwurf Nr. 4.981 von 1990, verfaßt von dem ehrenwerten Abgeordneten Caio Pompeu de Toledo, welcher die Autorisation zur Organspende für Verpflanzungen durch Formulare, die eigens während der offiziellen Volkszählung verteilt werden, festlegt.

»Alle wußten es«

Anfang September 1988 untersuchte ein Gericht in São Paulo illegale Praktiken im Umgang mit menschlichen Organen des örtlichen Gerichtsmedizinischen Instituts. Der Abgeordnete Roberto Gouveia hatte Anzeige erstattet, da bekannt geworden war, daß an den Leichen des betreffenden Instituts illegal Organe entfernt wurden, hauptsächlich Hypophysen (Hirnanhangsdrüsen), die ins Ausland verkauft wurden. Ohne Einwilligung der Familienangehörigen waren die Drüsen der Hirnbasis den zur Autopsie eingelieferten Opfern von Verkehrsunfällen und Morden herausoperiert worden. Über zwei Jahre lang florierte dieses Geschäft.

Rubens Brasil Maluf, Arzt und Direktor des Gerichtsmedizinischen Instituts, wollte von alledem nichts gewußt haben: »Ich habe keine Kenntnis davon, aber ich war nicht 24 Stunden am Tag da.« Einer frühzeitigen Versetzung in den Ruhestand konnte er sich damit aber nicht entziehen. Zeugenaussagen belegten, daß die Hirnanhangsdrüsen von Hilfskräften des Instituts den Toten entfernt wurden und in einem Tiefkühler, »welcher sich in einem Zimmer in der Nähe der Direktion des Instituts befindet, deponiert wurden«.

»Die Entnahme der Hypophysen war eine Sache der Routine«, berichtete der Rechtsprofessor José Marlet, der zu der Zeit in der statistischen Abteilung des Gerichtsmedizinischen Instituts arbeitete. »Alle wußten es«, fügte er hinzu. Der Verwalter der Leichenhalle, Henrique Rodrigues, erzählte der Polizei, daß auch er von den Operationen wußte und daß die Anweisung für die Entnahmen der Organe von Rubens Maluf ausging.

Bezüglich des Verbleibs der Organe wiesen die von der Polizei durchgeführten Untersuchungen in Richtung USA. Dort werden die Drüsen zur Herstellung von Wachstumshormonen benötigt.

Als einer der Käufer wurde Clement C. Heren, Inhaber der Firma Sunrisa in Needham/Massachusetts, ermittelt, berichtete am 14. September 1988 das brasilianische Magazin »Veja«.

Lebensmüde

»Mann, 42 Jahre, lebensmüde, da getrennt von Frau und Kindern, ehrlich, konservativ, hat Mangel an menschlicher Zuwendung, möchte die Familie in guten finanziellen Verhältnissen zurücklassen: wünscht Organe seines Körpers zu verkaufen: 2 Augen, 2 Nieren, 1 Herz. Preis: 50 000 DM. Verbindung mit APES über Anzeige in der Zeitung aufnehmen. Unterzeichne Verpflichtungserklärung.«
Anzeigentext in der Zeitung »Estado de Minas«, 15. Oktober 1988

Alberto Paulo do Divino Espirito Santo, der diese Anzeige aufgegeben hat, ist nicht aufgetaucht. Niemand meldete sich, »um das zu begehen, von dem man nicht weiß, ob es Selbstmord oder Mord an Alberto werden sollte«, kommentierte die brasilianische Zeitung »O Globo« am 22. Oktober 1988 den Vorfall.

Für gewöhnlich verlangt der »Estado de Minas« eine höchst genaue Identifikation bei einer Anzeigenaufnahme – die Anzeige von Alberto Paulo hatte überhaupt keinen Identifikationsnachweis, nur das Kennwort APES. Aber Alberto hatte sich direkt mit dem Chef der Anzeigenabteilung der Zeitung, Jair Reis, in Verbindung gesetzt. Jairs Erklärung für die Tatsache, daß er die Anzeige ohne Beachtung der üblichen Normen hat durchgehen lassen, ist, daß Alberto Paulo sich wie eine normale Person von ruhigem Erscheinen darstellte.

Zufrieden mit der Tatsache, daß auf die Anzeige von Alberto keine Antwort kam, zeigten sich die Ärzte, die den Handel mit menschlichen Organen verurteilen, eine Praktik, die in Brasilien ein »Heer von Krüppeln« schaffen kann, wie Dr. Abrao Filho im Oktober 1988 auf dem Brasilianischen Kongreß für Nierenkunde sagte.

Organhändler morden Kinder

Bereits 1983 berichtete die Entwicklungshelferin Walburga G. in Recife, einer Millionenstadt im Nordosten, dem Armenhaus Brasiliens: »Es wird hier viel mit Körperteilen, die zur Transplantation notwendig sind, gehandelt. Letztes Jahr brach in Recife bei den Müttern eine Panik aus, als innerhalb kurzer Zeit Kinder verschwanden und Tage später tot aufgefunden wurden, mit Geld und ohne Nieren, Augen. Zwei kleine Mädchen wurden blind den Eltern gebracht. Ihnen war die Augenhornhaut entfernt worden, besser gesagt gestohlen. All das muß von Ärzten gemacht werden. Sicherlich für die Reichen in teuren Privatkliniken.«

Arlindo Mendonca*, Arzt in Recife, packte im Juli 1990 aus. »Hier werden Straßenkinder verschleppt, gefangengehalten und bei Bedarf operiert, um die nachgefragten Organe zu entnehmen.«

Tausende Kinder lungern in den Straßen Recifes herum. Sie sind für viele Geschäftsleute zum Problem geworden, da sie sich immer wieder durch Diebstähle vor dem Verhungern retten wollen. Manche üben Selbstjustiz. So kommt es immer wieder vor, daß Straßenkinder erschossen werden. Nicht selten sind diese in der Regel verwaisten Kinder auch Opfer der ungerechtfertigt brutalen Polizeieinsätze. Manchmal aber greifen sich die brutalen Handlanger der Organhändler Kinder aus Familien der Favelas, der Elendsviertel am Rande der Hafenstadt Recife.

Maria Barbosa*, 44 Jahre, Mutter von vier Kindern, vom Ehemann im Stich gelassen, berichtet: »José*, mein zwölfjähriger Junge, war eines Tages verschwunden. Wir haben ihn überall gesucht. Niemand wußte, wo er war, auch seine Freunde nicht, auch nicht die Polizei.« Zwei Wochen später, als sie die verzweifelte Suche schon fast aufgegeben hatten, fand man die Leiche des Jungen. »Er hatte Narben am Bauch, und ihm fehlten die Augen. Man sagte mir, es würden die Nieren fehlen. Ich konnte es nicht glauben, daß so etwas passiert. Was sind das für Menschen, die so was tun? Das müssen doch Ärzte sein! Und die sollen doch den Menschen helfen und sie nicht umbringen. Wenn ich es nicht in meiner Familie erlebt hätte, so würde ich das alles nicht glauben.«

Frau Barbosa ist fast zusammengebrochen. Sie wollte nicht mehr leben. »Nur weil die anderen Kinder mich brauchen, lebe ich noch.« Immer wieder grübelt sie darüber, »wer denn mit den Organen eines getöteten Kindes glücklich leben kann«.

»Nach dem ersten größten Schmerz« wollte Frau Barbosa »gegen die aufkommende Ohnmacht ankämpfen«. Deshalb sei sie zur Polizei gegangen. Die habe sich alles angehört, aber gar nichts unternommen. »Aber ich habe nicht locker gelassen, bin immer und immer wieder zur Polizeistation gegangen. Habe gewartet, bis ich vorgelassen wurde, und habe dann immer wieder verlangt, daß der Mord an meinem José aufgeklärt wird.«

Einige Monate lang hat sie dies so fortgeführt, bis eines Tages ein Briefumschlag abgegeben wurde mit umgerechnet 600 DM und einem Zettel, auf dem stand, daß das Kind nicht umgebracht werden sollte. Nur eine Niere sollte herausoperiert werden. Das Kind wäre bei der Operation gestorben. »Deshalb zur Wiedergutmachung das beiliegende Geld«, hieß es in dem Brief.

»Dieser Brief hat meinen Schmerz noch unerträglicher werden lassen. Glaubten doch diese Mörder, daß sie sich mit dem Geld von ihrer Schuld freikaufen könnten.« Wütend habe sie den Brief bei der Polizei auf den Schreibtisch geknallt. »Aber auch danach habe ich keinen Hinweis auf die Mörder erhalten«, berichtet resigniert Frau Barbosa.

Neue Hoffnung schöpfte sie erst wieder, als der Journalist Francisco Coelho* den Fall für die Medien aufgreifen wollte. »Aber daraus ist gar nichts geworden, denn die Polizei leugnete ihm gegenüber, jemals diesen Brief von mir bekommen zu haben. Sie konnten sich nicht erinnern, und sie konnten auch keinen solchen Brief in den Akten finden.« Der Journalist hat Angst bekommen, da ihm die Polizei drohte, er solle sich aus der Sache raushalten. »Und auch mir sollte er sagen, daß ich endlich Ruhe geben sollte, sonst könnte meinen anderen Kindern auch noch etwas passieren.«

Der Arzt Arlindo Mendonca sieht die Rolle der Polizei in diesem Zusammenhang so: »Die verdienen hier in Recife an dem großen Geschäft mit den Organen so gut mit, daß es für jeden gefährlich wird, der da etwas aufdecken will.«

> **Kinderhandel für Organentnahme?**
>
> Brasiliens Regierung erwägt die Einschaltung von Interpol, um den Verdacht eines internationalen Handels mit brasilianischen Kindern zwecks Entnahme von Organen aufzudecken. Wie die brasilianische Presse berichtete, ist dieser Verdacht von zwei italienischen Richtern geäußert worden, nachdem diese in Salvador Recherchen angestellt hatten. Die Richter erklärten, brasilianische Kinder würden nach Europa verbracht, wo ihnen dann Organe herausoperiert würden.

dpa, 24. September 1990

In Journalistenkreisen ist dies bekannt, aber niemand hat mehr den Mut, dies anzuprangern. Gab es früher durchaus noch ab und zu Hinweise in Zeitung und Hörfunk über die Opfer des Organhandels in Recife, so wird heute durch die Berichterstattung der mittlerweile stärker florierende Handel mit menschlichen Ersatzteilen eher vertuscht.

40 000 DM für einen »freiwilligen« Spender

Geraldo Freire, ein Journalist in Recife, hatte in der Vergangenheit über Mißstände auf dem Sektor der Organtransplantationen berichtet. Er wurde mir als Spezialist empfohlen. Am Mittwoch, den 11. Juli 1990 sollte ich ihn im Sender »Radio Journal« besuchen, zwischen 10.00 und 12.00 Uhr hätte er eine Stunde Zeit.

Bei meiner Ankunft im Sender staunte ich nicht schlecht, als ich meinen Kollegen »auf Sendung«

vorfand. Geraldo Freire begrüßte mich live im Radioprogramm: »Herzlich willkommen, Siegfried Pater, Journalist aus Deutschland, der ein Buch über den Organhandel schreiben will.«

Völlig überrumpelt, für jeden Zuhörer enttarnt, überlegte ich blitzschnell, daß ich mich der Live-Diskussion stellen mußte. Meine Absicht war nun öffentlich bekannt. Gefahren konnte ich nur abwenden, wenn der Eindruck entstand, daß meine Recherchen die Organhändlermafia eventuell entlasten. Das wußte ich von meinen Ermittlungen zum Thema Bluthandel: Journalisten werden von den skrupellosen Geschäftemachern solange in Ruhe gelassen, wie angenommen wird, daß sie mit ihren Veröffentlichungen eher vom Verbrechen ablenken. Also lautete meine Antwort im »Radio Journal« auf die Frage, was ich denn über den Organhandel in Brasilien wüßte: »Ich glaube nicht, daß in einem Land wie Brasilien illegale Geschäfte mit dem Leben von Menschen betrieben werden.« Mein Buch sei auch nicht speziell auf Brasilien ausgerichtet, sondern behandele vielmehr den weltweiten Handel. Indien wäre ein Schwerpunktland für die Organhändler.

Es folgte eine Viertelstunde Diskussion, in der ich meine Naivität zum besten geben konnte.

Am nächsten Tag leitete Freire eine weitere Sendung zum Thema. Ärzte, Beamte, Patienten, die Nieren brauchen, diskutierten über den Mangel an Spendern, ohne einen kritischen Hinweis auf die illegalen Praktiken beim Geschäft mit den menschlichen Ersatzteilen. Und dies in einer Stadt, wo immer wieder Morde Schlagzeilen machten, deren Opfern Organe entfernt worden waren.

Geraldo Freire, das bestätigten mir andere Journalisten, war »umgefallen«: statt Aufklärung Ablenkung von Tatsachen. Meine Enttarnung im Radio lag im Interesse der Organhändlermafia. Angst verspürte ich trotz meiner verbalen Ablenkungsmanöver im Radio. Nach Gesprächen mit befreundeten Ärzten flog ich deshalb – mit der Telefonnummer eines dortigen Organhändlers ausgerüstet – nach São Paulo. Um an einen Händler zu gelangen, gab ich mich als Vater aus, der für seinen Sohn eine Niere sucht. Am Telefon wurde ein Treffen in einer kleinen Bar in der Innenstadt der Zwölf-Millionen-Stadt vereinbart. Ein hagerer, gut gekleideter Mann sprach mich an, ob ich der »Deutsche« sei. Das war die erste von unendlich vielen Fragen, die mich immer mehr zweifeln ließen, ob er mir »den besorgten Vater« abnahm: Wo denn mein Sohn sei, wo seine medizinischen Befunde? Woher ich die Telefonnummer hätte? Wieso ich Portugiesisch sprechen kann? Bei welchem Arzt die Transplantation durchgeführt werden soll?

Aber irgendwann kam ich dazu, einige Fragen zu stellen. So erfuhr ich, daß er mir für rund 40 000 DM einen geeigneten Freiwilligen als Spender besorgen könnte, die Hälfte zahlbar im voraus. Mein Sohn müsse aber zu einer Untersuchung in eine Klinik von São Paulo, damit er die medizinisch relevanten Daten für die Spendersuche bekommen könnte. Bei meiner Frage, was das denn für Spender seien, wurde er sichtlich ungehalten. Dies ginge mich absolut nichts an. »Das ist meine Arbeit. Dafür werde ich bezahlt. Auch die Ärzte interessiert das nicht. Der Spender unterschreibt, daß er die Niere freiwillig spendet. So wollen es die Ärzte.« Mit diesen Ausführungen war das Thema für den Zwischenhändler beendet. Um nicht in Schwierigkeiten zu geraten, beließ ich es dabei.

Die sogenannten freiwilligen Spender bekommen entweder einen Teil der »Entlohnung« des Organhändlers oder häufig auch gar nichts. Viele werden erpreßt, mit Mord bedroht. Am häufigsten kommt es vor, so kritische Ärzte, daß Familienväter ihre Schulden mit der Hergabe von Organen begleichen müssen.

Die Ärzte in den Transplantationskliniken wissen von diesen schmutzigen Geschäften. Sie geben häufig unter der Hand Telefonnummern dieser skrupellosen Geschäftemacher an auf Transplantationen wartende Patienten weiter. Kommt dann so ein Deal zustande, verlangt der Arzt die freiwillige Einverständniserklärung und wäscht seine Hände in Unschuld.

Bluthandel: Milliardengeschäft mit menschlichem Gewebe

Blut ist ein weiterer Bestandteil unseres Körpers, der weltweit gehandelt wird. Die Menschen in der Dritten Welt »spenden«, besser gesagt, verkaufen ihren Lebenssaft in der Regel aus materieller Not. Die Witwe Maria M. in Rio de Janeiro berichtete: »Er hat es mir nicht immer gesagt, wenn er spenden war. Ich habe es aber gemerkt, gespürt. Er wollte nicht, daß ich mir Sorgen mache. Noch nicht einmal essen wollte er am Schluß, damit die Kinder mehr haben. Dann kam der Husten, der immer schlimmer wurde. Er wollte trotzdem wieder spenden gehen. Er sagte, er wolle zum Arzt. Aber ich wußte, daß dies nicht stimmte. Denn wir haben ja gar kein Geld für einen Arzt oder für Medikamente. Er wollte nur wieder zu diesen Blutsaugern. Aber ich habe ihn nicht gelassen. Eine Woche später starb er trotzdem. Das Spenden war schuld, dieses schreckliche Spenden.«

»Blutspenden helfen Leben retten!« Diesen Aufruf des Roten Kreuzes zum freiwilligen Blutspenden kennen viele. Die meisten Menschen verbinden deshalb mit Blutspenden die Übertragung von Blut an Schwerverletzte, die nur auf diese Weise zu retten sind. Nur wenige wissen, daß man mit Blut heute noch viel mehr machen kann. Denn Blut setzt sich aus sehr vielen Bestandteilen zusammen, die alle lebenswichtig sind. Krankheiten, bei denen nur einzelne Blutbestandteile fehlen oder vermindert sind, treten immer häufiger auf. Man ist heute in der Lage, das Blut in seine verschiedenen Bestandteile zu trennen und diese einzeln als Medikamente einzusetzen.

Die Bundesrepublik hat den höchsten Blutprodukteverbrauch pro Kopf in der Welt. Über die Hälfte davon wird importiert, hauptsächlich aus den USA, aber auch aus der Dritten Welt. In jedem Fall aber von Armen, die mit der Plasmaspende ihr Einkommen verbessern wollen. Egal, ob in Texas, Bogota oder Rio de Janeiro. Viele von ihnen haben den Tod gefunden, weil sie zu häufig und zu viel von ihrem Lebenssaft verkauften.

Der erste bekanntgewordene Aderlaß der Dritten Welt wurde in einem der ärmsten Länder geortet. Haiti exportierte bereits 1972 Blutplasma in die USA. Die »New York Times« berichtete, daß von einer Firma namens »Hemo Caribbean«, welche dem Amerikaner Gorinstein und dem haitianischen Innen- und Verteidigungsminister Cambronne gehörte, Plasma gewonnen und exportiert wurde. Ein Plasmaspender erhielt dafür etwa drei Dollar pro Liter Plasma ausbezahlt.

Eine der größten Blutbanken in der Dritten Welt befand sich einst in Nicaragua. Die Firma »Plasmaferesis« in Managua lieferte zwischen 1973 und 1977 bis zu 250 000 Liter Plasma jährlich nach Europa und in die USA. 1978 wurde das Zentrum im Gefolge des sandinistischen Umsturzes niedergebrannt. Im Abgesang der amerikanischen Branchen-Zeitschrift »Plasmaquarterly« auf das nicaraguanische Plasmapherese-Zentrum stand zu lesen: »Das Zentrum hat nahezu acht Prozent des US-Plasmaverbrauchs gedeckt.«

Der Verlust der Station wurde offen beklagt. Als weiteres Zeichen für die große Bedeutung des Zentrums kam es nach seinem plötzlichen Ende zu einem kurzfristigen Anstieg der Plasmapreise auf dem gesamten Weltmarkt.

In der Folgezeit wurde Blutplasma in großen Mengen in Brasilien gesammelt. Über 500 private Blutbanken lebten von der Massenarmut. Aus Kolumbien ist Blutplasma in Blumen-Containern in die USA geschmuggelt worden. Und Mexikaner tragen bis zum heutigen Tage ihr Blut im eigenen Körper über die Grenze zur USA. In Grenznähe werben die eigens für diesen Kundenkreis errichteten Blutbanken in spanischer Sprache »Verdiene Geld – spende Blut«. Und in Indien stehen Arbeitslose und Arbeiter mit zu geringem Einkommen Schlange vor den Blutbanken.

Sie kommen morgens zwischen 9.30 und 10.00 Uhr zur blutsaugenden Bank an der Double Road in Bangalore. Müllsammler, die schon große Säcke von ihrer morgendlichen Arbeit dabei haben, warten dort, Straßenverkäufer, Arbeiter und Arbeitslose, die den Hunger nicht länger ertragen können. Alle wollen ihr Blut für 15 Rupien verkaufen, um sich vielleicht etwas zum

Essen zu kaufen oder um mit dem kranken Kind zum Arzt gehen zu können.

Südafrika ist auf dem schwarzen Kontinent Monopolist in Sachen Blut. Denn kein schwarzafrikanisches Land besitzt oder beherrscht die Technologie, um Blut entsprechend zu konservieren oder seine Bestandteile zu verarbeiten. So exportiert die weiße Minderheit in nahezu alle afrikanischen Länder beziehungsweise benutzt sie als Tarnung für Exporte in Drittländer.

Die Exporte gehen zu Lasten der Schwarzen. Sie bezahlen sie buchstäblich mit ihrem Blut. Denn wie die Organisation »medico international« Mitte 1987 berichtete, werden etwa 800 000 Minenarbeiter zwangsweise und ohne Entschädigung oder Entgelt alle 56 Tage zur Ader gelassen. Bei jeder »Blutspende« wird den Arbeitern ein halber Liter abgezapft. Das macht fast drei Millionen Liter im Jahr. Angeblich dienen sie der Unfallvorsorge. Drei Millionen Liter schwarzes Blut pro Jahr, und kein weißer Südafrikaner darf damit versorgt werden. Da dienen die Rassisten-Gesetze als Exportförderung. 1984 wurde publik, daß Japans pharmazeutische Industrie Blutplasma vom Kap bezieht – zur Herstellung von Aufbaupräparaten und Stärkungsmitteln.

Am südafrikanischen Blutkuchen sitzen aber auch europäische »Mitesser«. Auf eine parlamentarische Anfrage gab die Botha-Regierung 1985 bekannt, daß sie 1984 unter 18 genehmigten Ausfuhren auch nach Frankreich und nach »West Germany« exportiert habe.

Der Lebenssaft, der durch unsere Adern rinnt, ist ein Industrie-Rohstoff wie Kohle, Erz oder Öl: Im Blutplasma, dem flüssigen Anteil des Blutes, sind pharmazeutisch wertvolle Eiweißstoffe gelöst. Plasma aus Menschenblut ist Ausgangspunkt für Medikamente – Handelsware auf dem Weltmarkt. Weltgrößter Blutplasma-Einkäufer: Bundesrepublik Deutschland.

Das Plasma wird von großen internationalen Chemiekonzernen gekauft und weiterverarbeitet. Die wichtigsten Firmen auf diesem Gebiet sind:
- Behring (100prozentige Hoechst-Tochter), BRD;
- Cutter, USA (100prozentige Bayer-Tochter), BRD;
- Hyland-Baxter-Travenol, USA;
- Alpha, Japan;
- Biotest, BRD;
- Immuno, Österreich;
- Mèrieux, Frankreich.

Miami ist eine Drehscheibe des internationalen Blutmarktes, darüber sind sich die Experten einig. Blutplasma und Blutderivate werden dort während der Zwischenlandung umetikettiert, so daß die Herkunft aus lateinamerikanischen Ländern nicht mehr nachzuweisen ist.

Die Wohlhabenden in dieser Welt verbrauchen den Löwenanteil der aus Blutplasma hergestellten Produkte. In den Industrieländern mit funktionierenden Sozialversicherungssystemen kann praktisch fast jeder in den Genuß dieser Medikamente kommen. In den Ländern der Dritten Welt kommen Produkte aus menschlichem Blut nur einer dünnen Schicht von Reichen zugute.

Internationale Organisationen wie die Liga der Rot-Kreuz-Gesellschaften oder die Weltgesundheitsorganisation fordern schon lange dazu auf, das Blutspendewesen auf nichtkommerzieller Basis zu organisieren. Dahinter steht die Auffassung, daß Blut menschliches Gewebe ist, welches ebenso wie andere Organe nur freiwillig zum Wohle anderer Menschen gespendet wird und nicht Gegenstand von Verkauf, Handel und Spekulation sein darf.

Konzerne wie Bayer und Hoechst wehren sich. Und die Bundesregierung deckt deren Interessen, so daß bis heute nicht einmal die schon seit vielen Jahren von Dritte-Welt-Gruppen und kritischem Personal im medizinischen Sektor gemeinsam geforderte Herkunftsbezeichnung aller importierten Blutprodukte durchgesetzt worden ist.

Ein kommerzielles Spendensystem bringt sowohl für die Spender als auch für die Empfänger Gefahren mit sich. Auf der Spenderseite werden durch den finanziellen Anreiz soziale Randgruppen angezogen, deren Gesundheitszustand häufig angegriffen ist. Der Verlust von Eiweiß und Antikörpern durch zu häufiges Spenden gefährdet sie zusätzlich. Die Empfänger tragen durch diese Tatsachen ein erhöhtes Risiko, durch die Gabe von bestimmten Plasmaprodukten mit Infektionskrankheiten angesteckt zu werden.

Mittlerweile ist jeder zweite Bluterkranke mit dem HIV-Virus (AIDS) infiziert. Dies hätte in diesem Ausmaß verhindert werden können, wäre der lebenswichtige Gerinnungsstoff aus menschlichem Blut nicht aus den USA und anderen Ländern importiert worden.

Eine kommerzielle Vermarktung mit aggressiven Werbestrategien sorgt zusätzlich dafür, den Verbrauch dieser Medikamente künstlich hochzuhalten.

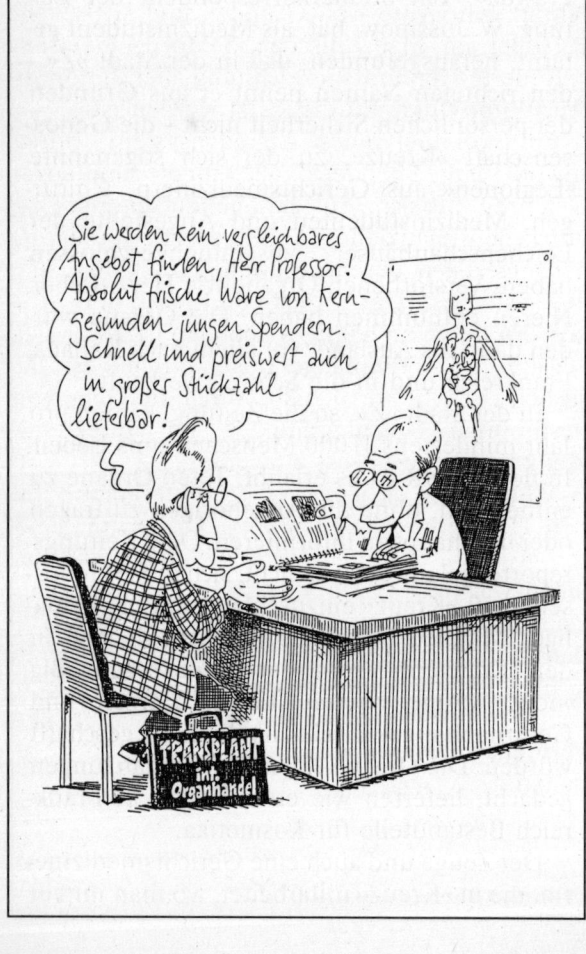

In der UdSSR blüht der illegale Handel mit menschlichen Teilen

Auch in der Sowjetunion gibt es einen illegalen Handel mit menschlichen Organen. Davon berichtete jetzt die Zeitung »Komsomolskaja Prawda«. Ein Sonderkorrespondent der Zeitung, W. Jussipow, hat, als Medizinstudent getarnt, herausgefunden, daß in der Stadt »Z« – den richtigen Namen nennt er aus Gründen der persönlichen Sicherheit nicht – die Genossenschaft »Kreuz«, zu der sich sogenannte »Legionen« aus Gerichtsmedizinern, Chirurgen, Medizinstudenten und Angestellte der Leichenschauhäuser zusammengeschlossen haben, Verstorbenen Organe wie Herz, Leber, Nieren entnommen haben. Die Organe wurden dann ins Ausland, vor allem nach Kanada, Frankreich und in die Schweiz verkauft.

In der Stadt »Z«, so die Zeitung, kämen pro Jahr mindestens 11 000 Menschen ums Leben. In der UdSSR ist es erlaubt, Toten Organe zu entnehmen, ohne die Angehörigen zu fragen oder überhaupt zu informieren. Dem Zeitungsreporter gelang es zwar nicht, sich in die Genossenschaft »Kreuz« einzuschleusen. Ein ehemaliges Mitglied berichtete ihm jedoch, daß in den Krankenhäusern der Stadt regelmäßig »noch warme Nieren, Leber, Herzen und Gehirnanhänge« direkt ins Ausland geschafft würden. Die Organe seien für Verpflanzungen gedacht, lieferten wie etwa Hoden in Frankreich Bestandteile für Kosmetika.

Der Zeuge und auch eine Gerichtsmedizinerin, die in »Kreuz« mitarbeitet, wo man ihr ein

Vielfaches ihres staatlichen Gehaltes zahlt, schilderten Fälle, in denen Patienten in den Krankenhäusern »nicht an der Krankheit starben, wegen der man sie behandelte«. Anscheinend werden ausgesuchte, geeignete Organspender bisweilen von Mitgliedern der Genossenschaft »Kreuz« bewußt zu Tode gebracht. Nicht nur Kliniken, sondern auch Sanatorien, so die Zeitung, seien zu »aktiven Lieferanten von Menschenmaterial« geworden.

aus: Frankfurter Rundschau, 9. Januar 1991, Bericht der Korrespondentin Elfie Siegl

Am 7. Februar 1991 berichtete Klaus Haak in den »Tagesthemen« von Organgeschäften des Kaufmanns Volkmar Albers, der über die Bremer Handelsgesellschaft O.N.A. GmbH deutschen Nierenkranken Ersatzorgane aus der UdSSR vermitteln will. Jährlich könnte er für 120 Patienten zum Preis von 120 000 DM eine Nierenverpflanzung in Moskau organisieren. Die Krankenkassen wollen derartige Praktiken nicht unterstützen. Manfred Müller von der AOK Bremen: »Dieser Organhandel kann nicht die Zukunft sein.« Helmut Eggert von der Deutschen Dialysegesellschaft warnte davor, Nierenkranken in der UdSSR wegen dieses Organtransfers aus Devisengründen Überlebensmöglichkeiten zu nehmen.

Die Organmafia
und ganz legale Praktiken

Hajo Harms

Bereits am 1. März 1985 berichtete die brasilianische Zeitung »O Estado de São Paulo«, daß sich der deutsche Professor Hajo Harms, Direktor der Firma »Transplantation Enterprise International«, in der Dritten Welt um den Erwerb menschlicher Nieren bemüht, um sie europäischen Kliniken zum Preis von 30 000 Dollar zu verkaufen. Die in Aachen angesiedelte Transplantationsfirma erwähnte als Bezugsland auch Brasilien. Die Idee, so Hajo Harms, sei aufgrund des großen Bedarfs an Transplantationsnieren in der Bundesrepublik Deutschland und anderen europäischen Ländern entstanden.

Als die französischen Nierenhändler Prospekte an bundesdeutsche Ärzte verschickten, wurde der Skandal öffentlich. Den Unterlagen war zu entnehmen, daß »lebenden Menschen in Entwicklungsländern Nieren herausoperiert werden« sollten, um sie dann »in Europa zu verkaufen«. Einige deutsche Ärzte protestierten öffentlich. In einer Stellungnahme hieß es: »Für die deutschen Ärzte ist das, was Harms beabsichtigt, eine Form des Neokolonialismus, die Hunger und Krankheit der Menschen solcher Länder ausnutzt, die selber nicht in der Lage sind, wenigstens ihren eigenen Bedarf an Organen zu decken.«

Professor Harms' Rechtfertigung: Bei der Entnahme einer Niere bestünde keine Lebensgefahr. Außerdem erhielte der Spender eine Geldsumme, die seine Gesundheitsversorgung bis zum Lebensende absichere. Ein Brasilianer zum Beispiel wäre nicht mehr dem Risiko ausgesetzt, an einer Blinddarmentzündung zu sterben, da er die Operation mit dem Erlös aus dem Nierenverkauf bezahlen könne. Der deutsche Arzt wies darauf hin, daß er als Direktor der »Transplantation Enterprise International« in erster Linie Kaufmann sei. Und er fügte hinzu, »wenn es morgen gelänge, eine Niere auf diesem Wege für einen bedürftigen Patienten zu besorgen, so wäre jeder Mediziner verpflichtet, die Transplantation legal durchzuführen«.

Harms galt als Pionier auf dem bundesdeutschen Organmarkt. Die Landesärztekammer Nordrhein hatte wegen seiner dubiosen Geschäfte ein berufsgerichtliches Verfahren eingeleitet, das nach seinem Tod in den USA eingestellt wurde.

Rainer Scherer

Der Immobilienmakler Rainer Scherer und Graf Adelmann von Adelmannsfelden gerieten 1988 in die Schußlinie der Kritik wegen ihrer wiederholten Versuche, mit Organen zu handeln. Scherer nahm kein Blatt vor den Mund: »Für zirka 100 000 Mark bieten wir Dialysepatienten eine Niere, inklusive medizinische Betreuung. Operation in einem Krankenhaus in Neu-Dehli, Karachi oder Manila. Im Preis enthalten sind die Flug- und Aufenthaltskosten für eine Begleitperson.«

Eigens für diese Vermittlung gründete der 41jährige Makler in Singapur eine Gesellschaft namens

»Asiatransplant« mit einer Zweigstelle in Frankfurt. Die Firma befaßt sich mit der Vermittlung und dem Verkauf von Spendernieren. »30 000 bis 40 000 Mark will Asiatransplant den Organspendern zahlen.« Damit sei »allen geholfen: den Menschen, die dringend eine Spenderniere benötigen, und dem Spender. Medizinisch ist erwiesen, daß ein Mensch mit einer Niere genauso lange leben kann wie mit zwei. Der Spender kann sich doch mit 40 000 Mark in Pakistan oder auf den Philippinen eine Existenz aufbauen«.

Scherer kennt keine moralischen Skrupel. Ganz im Gegenteil: Er möchte »als Lebensretter eingestuft werden«.

Gegen Scherer ermittelte daraufhin die Staatsanwaltschaft Frankfurt. In einer Strafanzeige wurde ihm vorgeworfen, er habe mit seinen Organhandelsaktivitäten kriminell gehandelt und die Arbeit der Transplantationszentren und deren Öffentlichkeitsarbeit mit dem Ziel der Organspende nach dem Tode nachhaltig erschwert, mit der Folge einer drohenden erheblichen Beeinträchtigung der auf eine Organtransplantation wartenden kranken Menschen.

Organmakler Scherer entzog sich den staatsanwaltlichen Ermittlungen durch Flucht ins Ausland. Das Verfahren ist eingestellt worden. Scherer soll in Asien seine Geschäfte weiter betreiben.

Graf Adelmann

Mit dem umstrittenen Graf Adelmann von Adelmannsfelden, dessen Frankfurter Vermittlungsbüro für Adoptivkinder aus der Dritten Welt von den Behörden geschlossen wurde, will Rainer

Scherer nichts zu tun haben. Angeblich zufällig beschäftigte sich Graf Adelmann zur gleichen Zeit mit der Vermarktung von Spendernieren. Adelmann schrieb Bundesbürger an, die sich in Geldschwierigkeiten befanden, und bot 80 000 Mark für eine Spenderniere, die er dann, mit gehörigem Aufschlag, an verzweifelte Patienten verkaufen wollte.

Er rechtfertigte die Aktivitäten seines »Organ-Büros« damit, daß er Menschen, »die an der Kippe stehen«, helfe. Nierenkranke Patienten einerseits, deren einzige Hoffnung in der möglichst baldigen Transplantation eines gesunden Organs bestehe, und andererseits bankrotte Geschäftsleute, über denen der Pleitegeier kreise. Diesen beiden »Zielgruppen« schlug er einen »Deal« vor. Kundig in der freien Wirtschaft hatte sich Adelmann mit Hilfe des »Bundesanzeigers« und den Mitteilungen der Handelskammern Listen von in Konkurs geratenen Geschäftsleuten besorgt. Keinerlei Zurückhaltung legte er sich dann in seinem zweiseitigen Brief seiner »OrganSpende- und HumanErsatzVereinigung auf Gegenseitigkeit« an die »sehr geehrten Gemeinschuldner« auf: »Die hungrigsten Menschenschänder verleiten Sie zu Krediten und werden diese auch beitreiben.« Und weiter heißt es in seinem Brief: »Wenn Sie nicht den SchuFa-losen Kredit bei einer spanischen Bank holen wollen, wenn Sie sich nicht entschließen, jetzt ganz in das kriminelle Leben einzusteigen, wenn Ihnen der Mut fehlt für einen Einbruch, Banküberfall oder die Gründung einer Existenz im Ausland, dann wenden Sie sich an unsere Organisation.«

Auch gegen Adelmann ermittelte die Staatsanwaltschaft, in diesem Fall in Karlsruhe. Der Tatvorwurf lautete auf Betrug. Das Ermittlungsverfahren ist im Februar 1989 eingestellt worden, weil der Nachweis eines Betrugsvorsatzes nicht zu führen war. Die Staatsanwaltschaft ließ offen, ob der Beschuldigte »die Transplantationen in der Bundesrepublik Deutschland realisieren konnte«; sie war überzeugt davon, »daß der Beschuldigte tatsächlich den Versuch unternehme, sein Vorhaben ins Werk zu setzen und an den Erfolg seiner Aktivitäten auch glaube«. Zu vertraglichen Vereinbarungen und zu Zahlungen sei es noch nicht gekommen. Auch seien keine Erkenntnisse vorhanden gewesen, wo die geplanten Transplantationen stattfinden sollten. Eine Strafbarkeit unter anderen rechtlichen Gesichtspunkten wurde als nicht gegeben angesehen.

Nach letzten uns vorliegenden Meldungen soll sich auch der mit Organen handelnde Graf ins Ausland abgesetzt haben.

Oude Groote Beverborg

Die Geschäfte des Grafen Adelmann sind international bekannt geworden. Der 32jährige Geschäftsmann R. Oude Groote Beverborg aus der niederländischen Stadt Hengelo berichtete von seinen Kontakten zum Grafen.

Beverborg war als Besitzer eines Cafés verschuldet. Eine Fernsehsendung über Adelmann brachte ihn auf den Gedanken, sich mit einem Schlag der finanziellen Sorgen zu entledigen. Im Januar 1989 besuchte er den Grafen in der Gegend von Karlsruhe, um die nötigen Formalitäten für den Verkauf einer seiner Nieren zu regeln. Was sich dort genau abgespielt hat, bleibt unklar. Jedenfalls ist danach aus dem potentiellen Spender ein Organhändler geworden.

Der geschäftstüchtige Beverborg suchte jetzt seinerseits Spender in den Niederlanden durch Kleininserate in regionalen Zeitungen mit einem neutralen Text: »Geld nötig? Sie wurden überall abgewiesen? Wir helfen Ihnen weiter. 100prozentige Diskretion.«

Wer sich mit ihm in Verbindung setzte, bekam zu hören, daß er 80 000 Gulden (etwa 72 000 DM) für eine Niere bekäme. Hunderte von Spendern haben sich nach Angaben des niederländischen Organhändlers zur Nierenhergabe bereit erklärt.

Seitdem dieser Nierenhandel in den Niederlanden bekanntgeworden war, klingelte das Telefon bei dem Makler in Hengelo ununterbrochen. Bei der Telefonauskunft brauchte man nicht einmal mehr seinen Namen zu wissen, es genügte, einfach nach dem Nierenhändler zu fragen, um seine Nummer zu erhalten.

Die Spender, die sich meldeten, mußten sich zuerst einer Untersuchung ihres Gesundheitszustandes in der Bundesrepublik Deutschland unterziehen. Die Transplantation sollte dann in einer Privatklinik in England vorgenommen werden.

Der Leiter der Stiftung Eurotransplant in der Universitätsklinik von Leiden, G. Persijn, sprach von einer völlig verwerflichen Angelegenheit. Persijn wies darauf hin, durch diesen Nierenhandel würden medizinisch-objektive Normen durchkreuzt und eine Spaltung der Gesellschaft bei der Gesundheitsfürsorge geschaffen. Es dürfe nicht so sein, daß reiche Patienten sich eine Niere kaufen könnten, während arme Menschen darauf warten müssen.

Wirtschaftliche Not treibt auch in der Bundesrepublik immer mehr Menschen zum Versuch, Organe zu verkaufen. Allein die Universitätsklinik Ulm bekommt nach eigenen Angaben »ununterbrochen Anfragen von Menschen, die für 70 000 bis 100 000 Mark eine Niere verkaufen wollen«. Es sind vor allem Bürger aus der ehemaligen DDR. Nicht nur die Armen in der Dritten Welt sind potentielle Spender, sondern ebenso die Menschen am Rande der Wohlstandsgesellschaft in der Ersten Welt.

Tunc Kunter

Ahmet Koc, ein arbeitsloser Türke aus Güllüce (Südost-Türkei), wurde im Februar 1989 nach London gebracht. Der türkische Organhändler Tunc Kunter versprach, ihm dort Arbeit zu besorgen. In London legte Kunter Ahmet Koc ein Formular zur Unterschrift vor. Kunter sagte ihm, dies sei ein Antrag auf Arbeitserlaubnis; tatsächlich handelte es sich um ein Papier, in dem Koc der freiwilligen Entnahme seiner Niere zustimmte.

Koc wurde mit der Erklärung, daß er für die Arbeitserlaubnis ein Gesundheitszeugnis benötige, ins Humana-Wellington-Krankenhaus gebracht. Dort entnahm ihm Dr. Raymond Crocket eine seiner Nieren. Der Arzt, der später seine Approbation verlor, sagte: »Ich kümmere mich ausschließlich um die Versorgung meiner Patienten. Alles andere ist nicht meine Aufgabe.«

Koc bekam keine Arbeit, sondern nur 2 000 britische Pfund als Entschädigung für seine Niere. Zurück in der Türkei ließ er seine Geschichte über die Presse veröffentlichen. Daraufhin meldeten sich mehrere Türken, denen auf ähnliche Art und

Weise eine Niere entnommen worden war: Ferhart Usta wirft Kunter vor, ohne sein Wissen eine seiner Nieren an einen israelischen Arzt verkauft zu haben. Die Bäuerin Hatice Anutkan verkaufte über Kunter ihre Niere nach Großbritannien.

Der Organhändler Kunter sitzt zur Zeit des Redaktionsschlusses dieses Buches in einem Gefängnis in Ankara.

Seit 1987 gibt es in der Türkei ein Gesetz, das das Spenden von Organen nur unter Verwandten ersten Grades erlaubt. Trotzdem liest man in den Zeitungen immer wieder Annoncen, in denen Nieren zum Verkauf angeboten werden. Und trotz des Gesetzes arbeitet die Organhändlermafia weiter. Mustafa Ozsaglam, Vorsitzender des türkischen Organ-Transplant-Instituts, der gegen diese Mafia kämpft, erhält oft Morddrohungen.

Gefangene und Hingerichtete sorgen für Nachschub

Auch auf den Philippinen herrschen skandalöse Zustände. Neben den sogenannten »freiwilligen Spendern« gibt es in den Gefängnissen Kriminelle, die sich durch die »Spende« einer Niere die Verkürzung ihrer Haftzeit erkaufen können. Sogar ein Gefängnispfarrer hat auf diesem Wege eine Niere erhalten.

Neben Indien nimmt China eine immer bedeutendere Rolle im Transplantationsgeschäft ein. Es gibt hier keinen Schwarzmarkt, alles ist offiziell geregelt. Die menschlichen Ersatzteile kommen von Hingerichteten.

Die Zahl der Hinrichtungen in China wird auf mehrere Tausend im Jahr geschätzt. Die Todes-

> Bei ihrem Mann sei bereits der Hirntod eingetreten gewesen, als er ins Krankenhaus kam, und die Ärzte hätten ihr erklärt, es bestünde keine Hoffnung. Sie wollten die lebenserhaltenden Systeme abschalten und seine Organe dazu benutzen, anderen das Leben zu retten. Die Frau gab ihre Zustimmung, die Apparate wurden abgeschaltet, und ihr Mann durfte sterben.
> Und dann wurde sein Herz verpflanzt – in den Körper eines Schwarzen. Die Witwe sah nichts Unrechtes darin, weil sie keinen Haß kannte, aber die Familie auf dem Land war entsetzt. Die Eltern konnten weder essen noch schlafen bei dem Gedanken, daß das Herz ihres weißen Sohnes jetzt im Körper eines Schwarzen schlug. Sie konnten diesen Gedanken einfach nicht ertragen: Sie wollten das Herz zurückhaben! Die Witwe sollte sich einen Anwalt nehmen und das Krankenhaus verklagen. Die Ärzte sollten gezwungen werden, die Brust des Schwarzen zu öffnen und den Angehörigen das Herz ihres Sohnes zurückzugeben, damit es mit ihm zusammen begraben werden konnte.

aus: Rian Malan, Mein Verräterherz – Mordland Südafrika, Rowohlt, Reinbek 1990

strafe wird bei einer Vielzahl von Verbrechen verhängt, angefangen von Mord und Raub bis hin zu Schmuggel und Bestechung. Die Regierung hält die Entnahme von Organen Hingerichteter nicht für unmoralisch. Sie meint, die Kriminellen erweisen anderen den letzten ihnen möglichen Dienst.

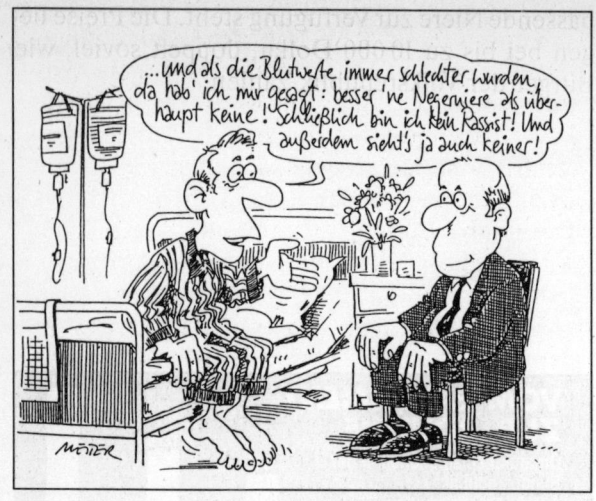

Die Hinrichtungen werden systematisch vorgenommen. Die Art der Tötung ist von dem benötigten Organ abhängig.

Auslandschinesen profitieren ebenfalls von dem großen »Angebot« an Nieren in China. Allein das Nanfang-Militärhospital in Kanton (Südchina), das neben der Zhongshan-Universitätsklinik Nierentransplantationen bei Auslandschinesen ausführt, spricht von 50 Verpflanzungen jährlich, die meisten mit Nieren von Hingerichteten. Die Armee helfe, die Nieren innerhalb von sechs Stunden nach dem Tod mit Flugzeugen oder auf dem Landweg nach Kanton zu schaffen.

Etwa 40 Bürger Hongkongs sollen in den vergangenen zwei Jahren zur Nierenoperation nach Kanton gefahren sein, weil in Hongkong ein großer Mangel an Spendernieren herrscht. Eine ärztliche Vermittlungsstelle der Kronkolonie untersucht die Kranken und arrangiert den Transport nach Kanton in die beiden Hospitäler, wenn eine passende Niere zur Verfügung steht. Die Preise liegen bei bis zu 10 000 Dollar, doppelt soviel, wie Bürger der Volksrepublik zahlen.

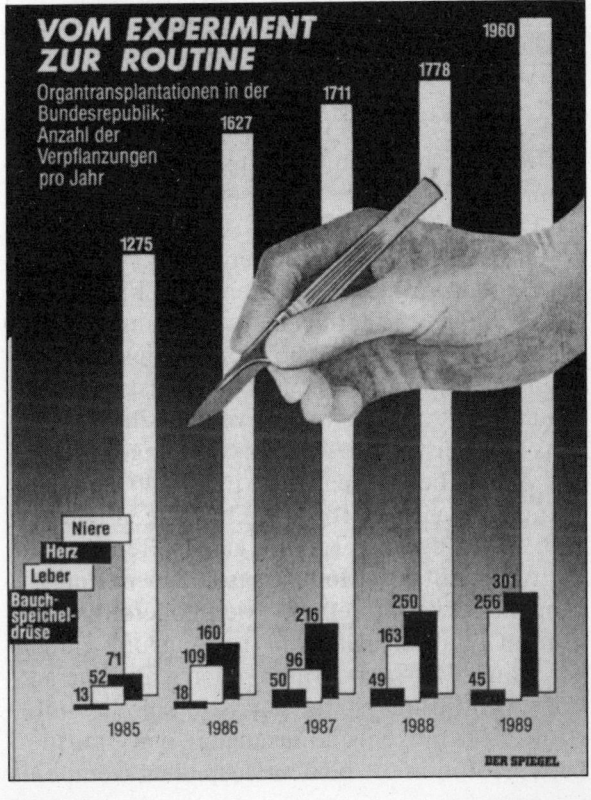

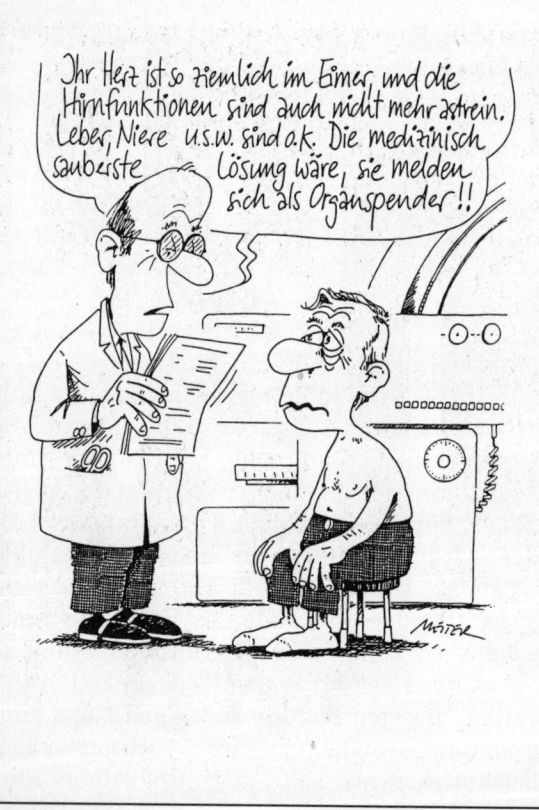

Der Erfinder der »Selbstmordmaschine«, der amerikanische Arzt Doktor Jack Kevorkian, hat neue Pläne entwickelt: Er will, daß Selbstmordkandidaten umsorgt von »Ärzten des Todes« in »Todeskliniken« ihr Leben aushauchen. Der Mann hat bereits bewiesen, daß er bereit ist, seine makabren Pläne in die Tat umzusetzen: Kevorkian, ein in der Nähe von Detroit (Michigan) lebender stellungsloser Pathologe, hatte weltweit Schlagzeilen gemacht, nachdem die 54 Jahre alte Alzheimer-Patientin Janet Adkins am 4. Juni die von ihm entwickelte Selbstmordmaschine erfolgreich betätigt hatte.

Die Lehrerin, die nicht mehr leben wollte, als sich die ersten Anzeichen der das Hirn zerstörenden Krankheit bemerkbar machten, hatte in einem alten VW-Bus, der auf einem Campingplatz abgestellt war, auf einen Knopf gedrückt und damit zunächst ein Betäubungsmittel und anschließend ein tödliches Gift in ihren Blutkreislauf befördert.

Der Fall hatte in den USA ungeheures Aufsehen erregt und die seit langem geführte Diskussion über Sterbehilfe, Euthanasie und Selbstmord neu angeheizt. Vertreter der Ärzteschaft, Politiker und viele Kommentatoren in den Medien lehnten die aktive Sterbehilfe scharf ab. Die »New York Times« fühlte sich angesichts der Umstände des Todes von Frau Adkins sogar an eine »Exekution« erinnert. Selbstmord ist zwar in den USA generell nicht verboten, gegen Beihilfe zum Suizid aber gibt es in rund 30 Staaten Gesetze. Auch gegen den hageren Arzt, der seit Jahren mit seinem Eintreten für die aktive Sterbehilfe und die Nutzung von Hingerichteten als Organspender aneckt, wurde nach dem Selbstmord von Janet Adkins ein staatsanwaltschaftliches Ermittlungsverfahren eingeleitet, obwohl es in Michigan kein Gesetz gegen die aktive Sterbehilfe gibt.

Einige Tage später ordnete ein Richter an, daß Kevorkian seine Selbstmordmaschine nicht mehr benutzen darf, bis über die Einleitung eines Strafverfahrens entschieden ist. Der 62jährige, dem die Medien den Beinamen »Dr. Tod« gaben, will den Richterspruch zwar akzeptieren, aber seinen »idealistischen Kreuzzug« fortsetzen.

Was ihm langfristig vorschwebe, sagte Kevorkian, seien kleine Todeskliniken (Obitoria) mit »motivierten, mitfühlenden jungen Ärzten«, in denen Sterbewillige die gewünschte Hilfe erhielten. Falls die Sterbewilligen bereit seien, aus der »negativen« eine »positive Euthanasie« zu machen, sollten sie sich in eine irreversible Ohnmacht versetzen und quasi als lebendes Ersatzteillager benutzen lassen.

Falls die Organspende wegen des Alters oder der Erkrankung des Selbstmordkandidaten nicht möglich sei, könne dieser sich immerhin noch – betäubt – für Experimente zur Verfügung stellen, »die heute nicht an einem Menschen vorgenommen werden können«.

aus: Bonner General-Anzeiger, 19. Juni 1990

Rechtslage:
Sind Organe Handelsartikel?

Russell Scott: Der Körper als Eigentum

Russell Scott berichtete 1981 in seinem in London erschienenen Buch »Der Körper als Eigentum« von den sozialen, moralischen und gesetzlichen Verstrickungen, in die schon allein die Frage »Gehört dir dein Körper?« führen kann.

Scott sieht das Verhältnis von Transplantation und freiem Unternehmertum dadurch bestimmt, daß als »Quelle für Materialien von Transplantationen und Transfusionen ein starker gesunder Körper offensichtlich einem schwachen oder ungesunden vorzuziehen ist«, also »Organe und Gewebe von jungen und gesunden Menschen am meisten gesucht und am schwersten zu bekommen – mit anderen Worten am wertvollsten sein werden«, und vermutet daher im Westen aktive Märkte für den Handel mit menschlichem Gewebe, die das menschliche Gewebe nach Typen, Grad und Qualität klassifizieren würden. Der »Wert« des Körpers habe dann die gleiche Bedeutung wie andere Handelsartikel.

Allerdings erkennt man schon in diesem Wertbegriff eine Rechtsunsicherheit in den meisten westlichen Staaten, die Scott mit dem Auseinanderklaffen von Theorie und Praxis belegt: »Ein offizielles Mißbilligen dieser Art von Handel ist offenkundig, und doch, wenn die westliche Gesellschaft damit konfrontiert wurde, hat sie sich abweichend verhalten und nicht praktiziert, was sie predigte, andererseits mit der Uneinheitlichkeit der einzelnen Rechtsbeschlüsse.« So geht aus dem Bericht des Europarats von 1975 hervor, daß der Handel mit nachwachsendem Gewebe fast durchweg legal, der mit nicht nachwachsendem Gewebe fast in allen Mitgliedsstaaten illegal sei.

Auch das traditionsreiche Nebeneinander von dem jahrhundertealten Handel mit Gewebearten wie Haaren und Zähnen und dem englischen Gewohnheitsrecht, nach dem an menschlichem Gewebe kein Eigentum erworben werden kann, was aber bei einem gelungenen Handel keine Bezahlung verhindern würde, macht schon deutlich, daß vieles unklar war: Mit welcher Gewebeart wäre ein Handel zu legalisieren, wessen Eigentum wäre die Ware, wer der Verhandlungspartner?

Ungeachtet solcher Ungewißheiten wirkt aber der starke kommerzielle Druck auf die Beschaffung von Gewebe sowohl von Toten als von Lebenden, den der Bedarf der Wissenschaft und der Medizin ohne Berücksichtigung sozialer oder gesellschaftlicher Mißbilligung erzeugt. So wurde 1976 in England durch eine offizielle Untersuchung eine Art »Großhandel« von Leichenteilen in einem englischen Provinzkrankenhaus aufgedeckt, der mit Drüsen, Knochen, Gehirnen, Blasen und allen Teilen arbeitete, die von Arzneimittelfirmen und Forschern benötigt wurden. All dies geschah ohne Wissen der Krankenhausleitung, und ein führender Kriminologe der New York State University bestätigte, daß »sich als Folge des neuen Wertes und des immer größeren Mangels die Schwarzmärkte menschlicher Ersatzteile in immer größerem Maße verbreiten würden«.

Betrachtet man die nicht endenden medizinischen und wissenschaftlichen Fortschritte, so kann man aus dieser Information schließen, daß die Nachfrage nach menschlichem Material wie auch die Bereitschaft zur Barzahlung zunehmen wird. Aber gerade dadurch, so Russell Scott, »kann man Verwirrung bei den Nationen erwarten, in denen der Verkauf solcher Materialien, besonders der von wichtigen, nicht nachwachsenden Organen nicht klar legal noch klar illegal ist ... Komplikationen zwischen Verkäufer und Käufer sind immer möglich, Strafverfolgung und Erpressung von Organempfängern durch Spender kommen sogar bei nicht-kommerziellen Spenden vor«.

So drängen die Mißstände des Schwarzhandels nach gesetzlichen Regelungen, die »die Bedürfnisse der Gesellschaft klar darstellen und die Befriedigung dieser Bedürfnisse sicherstellen«, ohne daß der legale Status von Körperteilen gesichert ist, so der Buchautor.

Bei den Amerikanern, die mit den Vorteilen des Handels argumentieren und ihn sowohl als Alternative zu den reinen Spendensystemen als auch zu den Zwängen der Staatsgewalt sehen, findet Russell Scott die größte Bereitschaft, mit Körperteilen zu handeln. Die Gesetze sind in den USA nicht einheitlich. So verbot die Rechtssprechung einiger Staaten den Handel mit Körperteilen von Toten, andere verboten nur die Zahlung an die Person während ihrer Lebenszeit, nicht aber den Verkauf von Organen durch nahe Verwandte. Wieder andere erlaubten den Bürgern, Körperteile an Krankenhäuser zu verkaufen, die diesen dann beim Tod übereignet wurden. Einige sehen sogar einen Vertragsbruch vor: »Ein Vertragsbruch erforderte die Rückzahlung des Geldes plus sechs Prozent Zinsen.«

Beim Verkauf von Körperteilen lebender Personen scheinen die Amerikaner keine spezielle Einschränkung zu machen. Das Thema wird innerhalb der allgemeinen Gesetzesprinzipien abgehandelt, die nur den Verkauf von lebenden Organen und Geweben zu verhindern versuchen, die große Entstellungen zur Folge haben würden.

Scott folgert: »Trotz juristischer Töne, oder vielleicht gerade deswegen, ist der präzise legale Status von toten Körpern und ihren Inhalten weder in Gemeinschaften mit Gewohnheitsrecht noch mit bürgerlichem Recht klar definiert.«

Völlig unbeantwortet bleibt die Fülle von Fragen und Einwänden, die die Praxis des Handels aufwirft, wie beispielsweise: Schadenersatzansprüche bei zeitlicher Verzögerung der Transplantation oder Qualitätsminderung. »Die Leute sterben nicht, wie sie sollen oder an einem falschen Platz.« Oder der »geringe Nachschub« von Teilen, von denen sich Menschen auf keinen Fall trennen wollen, das Risiko von Infektionen durch verschwiegene Gesundheitsschäden, die Aussicht, daß nur Arme ihre Körperteile verkaufen und nur Reiche unversehrt begraben werden.

Die Bundesregierung weiß von nichts

In der Bundesrepublik gibt es für fast alles Gesetze und Regeln. Die Transplantationsmedizin ist jedoch eine Ausnahme. Die Bundesregierung hält eine gesetzliche Regelung in diesem Bereich nicht einmal für notwendig.

1978 hat die sozial-liberale Bundesregierung

einen Entwurf für ein Transplantationsgesetz vorgelegt, der schließlich wieder in der Schublade verschwand. Mit dem Ziel, die Transplantationsfrequenz zu erhöhen, sah dieser Entwurf eine »Widerspruchslösung« vor. Danach sollte eine Organentnahme bei Verstorbenen zulässig sein, sofern diese nicht zu Lebzeiten Widerspruch gegen eine Explantation erhoben hatten. Ein fehlender Widerspruch galt folglich als Zustimmung.

Die Transplantationsmedizin behilft sich derzeit mit einem Kodex, der die Voraussetzung zur Organentnahme selbstverpflichtend regeln soll. Diese frei auferlegte Regelung ist natürlich nicht ausreichend. So schreibt der Kodex fest, daß der Hirntod unzweifelhaft diagnostiziert werden soll; die meisten Menschen verbinden mit dem Tod den Herztod und nicht den Hirntod. Nach dem Kodex dürfen nur jene Organe entnommen werden, für die eine Einwilligung vorliegt. Dies aber ist ein verschlüsselter Hinweis auf die inzwischen weitverbreitete Praxis der »Multi-Organentnahme«, die gleichzeitige Entnahme mehrerer Organe. Vielfach ist bereits von Ausschlachtungen die Rede gewesen: Angehörige versichern, nicht über die beabsichtigte Multi-Organentnahme in Kenntnis gesetzt worden zu sein.

Der Kodex sagt weiterhin aus, daß sich die Transplantationsmedizin nicht am Handel mit Organen beteiligt. Dennoch haben sich gerade in der Bundesrepublik Händler und Agenturen niedergelassen, die durch die kommerzielle Vermittlung von Organen große Profite erwarten können. Noch weichen diese Händler auf Kliniken außerhalb der Bundesrepublik aus, zum Beispiel in Frankreich, Großbritannien, den Philippinen und Indien.

Eine weitere Folge fehlender umfassender gesetzlicher Regelungen ist für die Transplantationspraxis der allgemeine § 34 des Strafgesetzbuches (StGB): »Rechtfertigender Notstand«. Danach kann in einer von den Ärzten definierten »Notstandssituation« ohne jede Einwilligung und Kenntnisnahme der Angehörigen eine Explantation durchgeführt werden. Ob die für § 34 StGB notwendigen Voraussetzungen im Falle von Transplantationen tatsächlich vorliegen, ist unter Medizinrechtlern sehr umstritten: Mit der Anwendung des § 34 StGB werde das Selbstbestimmungsrecht aufs gröbste verletzt.

Die Grünen sind die einzige politische Partei, die auf eine Gesetzgebung drängt. Auf eine Kleine Anfrage der Grünen im Bundestag im April 1988 legte die Bundesregierung einige Antworten vor. Im September 1990 folgte eine Große Anfrage der Grünen zu den »Problemen der modernen Transplantationsmedizin«. Die Antworten der Regierung waren zum größten Teil ausweichend. Aussagen bezüglich der Dritten Welt waren schlecht recherchiert. Einige Auszüge aus der Kleinen Anfrage:

Frage: Im Jahresbericht der Bundesärztekammer für 1988 (vgl. »Frankfurter Rundschau« vom 18. Oktober 1988) heißt es, daß jährlich etwa 4 000 Nierentransplantationen erforderlich seien, »um den heutigen medizinischen Notwendigkeiten gerecht zu werden«. Demgegenüber seien im Jahr zuvor nur 1 711 Nieren transplantiert worden. Nach Angaben der »Arbeitsgemeinschaft der Transplantationszentren« stehen derzeit »7 000 Patienten auf der Warteliste« (vgl. »Die Neue Ärztliche« vom 7. November 1988). Teilt die Bundesregierung angesichts des damit konstatierten strukturellen Versorgungsproblems die Befürchtung, daß kommerzielle Organhändler diese Situation erfolgreich ausnutzen und Organe über den »freien Markt« feilbieten, zum Beispiel über die »Organ-Spende und HumanErsatzVereinigung auf Gegenseitigkeit« oder »Asiatransplant«?

Antwort: Da in der Bundesrepublik Deutschland fast ausschließlich Nieren von Toten verpflanzt werden und nur in Ausnahmefällen Lebendtransplantationen unter Verwandten ersten Grades durchgeführt werden, und da die Bundesrepublik Deutschland zu einem der drei Länder innerhalb der Europäischen Dialyse- und Transplantationsgesellschaft gehört, in denen *alle* Patienten mit Hilfe der »künstlichen Niere« behandelt werden und deshalb auf ein »passendes« Organ eines verstorbenen Spenders warten können, wird die Gefahr als gering eingeschätzt, daß es hier zu einer Art von »Organhandel« kommen müßte.

Natürlich wäre die Durchführung von mehr Nierentransplantationen wünschenswert. Tatsache ist jedoch, daß nach einer im Auftrag des Kuratoriums für Dialyse und Nierentransplantation in Neu-Isenburg durchgeführten Auswertung von Leichenschauscheinen des Jahres 1986 in Bayern und der Hochrechnung dieser Daten auf die Bundesrepublik Deutschland nur mit einer Zahl von zirka 3 000 Nierentransplantationen pro Jahr gerechnet werden kann. Diese Zahl würde jedoch ausreichen, das weitere Anwachsen der Warteliste zu vermeiden und zu einem Ausgleich der jährlichen Neuerkrankungen zu gelangen. Am 31. Dezember 1988 waren in der Bundesrepublik Deutschland insgesamt 5 988 Patienten zur Nierentransplantation angemeldet, mehr als 5 000

> Der Schein, daß es sich stets um einen brandeiligen Akt der Hilfeleistung handelt, trügt freilich, und so muß der Vollständigkeit halber hinzugefügt werden, daß es möglich ist und mit zunehmender Perfektion der Medizintechnik immer besser möglich sein wird, einen Leichnam auszuweiden, ihm alle brauchbaren Organe zu entnehmen und diese dann bis zur allfälligen Verwendung aufzubewahren. Im englischen Medizinerjargon heißt diese Methode »to harvest« – »ernten« also. Ferner ist es, wenn die Angehörigen sich mit den Beerdigungsfeierlichkeiten noch etwas gedulden, auch möglich, Atmung und Kreislauf des hirntoten Spenders über längere Zeiträume aufrechtzuerhalten, ihn also biologisch weitervegetieren zu lassen, bis man seine Organe braucht.

aus: Jürgen Dahl, Die Verwegenheit der Ahnungslosen, Klett-Cotta, Stuttgart 1989

Patienten hatten ein funktionierendes Nierentransplantat.

Frage: Die in der Arbeitsgemeinschaft zusammengeschlossenen Transplantationszentren haben sich auf ihrer Jahrestagung im November 1987 einen »Transplantationskodex« auferlegt, um einen Mißbrauch durch Kommerzialisierung vorzubeugen. Sieht die Bundesregierung die Gefahr, daß sich der kommerzielle Organhandel noch ausweiten wird, sofern diesem keine rechtlichen Einschränkungen auferlegt werden? Wenn nein, wie beurteilt sie die Sorge der Medizinerinnen und Mediziner?

Antwort: Die Bundesregierung sieht eine Gefahr für eine Ausweitung der Kommerzialisierung des Organhandels nicht in fehlenden rechtlichen Absicherungen im Verhältnis zum o. a. Transplantationskodex der Arbeitsgemeinschaft transplantierender Ärzte, sondern in den einen Organhandel unterstützenden medizinischen Maßnahmen der Prüfung von Gewebeverträglichkeit nichtverwandter Lebendspender und entsprechenden Organentnahmen und Übertragungen außerhalb der Bundesrepublik. Die Bundesregierung beabsichtigt deshalb, auf der nächsten Generalversammlung der Weltgesundheitsorganisation im Juni d. J. den Entwurf einer Empfehlung einzubringen, in der die Mitgliedstaaten aufgefordert werden, dafür Sorge zu tragen, daß jede Kommerzialisierung der Organtransplantation verhindert wird. Es soll den Mitgliedstaaten empfohlen werden, gesetzliche Regelungen zu treffen, soweit ein Organhandel nicht wirksam auf der Grundlage anderer Regelungen unterbunden werden kann. Die Mitgliedstaaten sollen ersucht werden, keine medizinischen Maßnahmen zu dulden, die einen Organhandel ermöglichen können. Sie sollen darauf hinwirken, daß die Ärzte keine der Transplantation dienenden Gewebeverträglichkeitsuntersuchungen bei lebenden Personen durchführen, die mit dem potentiellen Empfänger nicht im ersten Grade verwandt sind, und ihnen keine Organe entnehmen.

Frage: Die Generalversammlung des Weltärztebundes hat 1985 eine Deklaration verabschiedet, in der die Regierungen der Länder aufgefordert werden, gesetzliche Regelungen gegen jeglichen Handel mit menschlichen Organen zu schaffen. Fühlt sich die Bundesregierung durch diese Deklaration zu einer Gesetzesinitiative aufgefordert? Wenn ja, wie erklärt sie es, daß nach mehr als drei

> **Weltgesundheitsorganisation fordert Verbot des Organverkaufs**
>
> Genf. Die Weltgesundheitsorganisation forderte gestern nachdrücklich das weltweite Verbot des Handels mit menschlichen Organen, die zur Transplantation bestimmt sind.
>
> Von der Bundesrepublik Deutschland vorgeschlagen und von zehn anderen Nationen unterstützt, wurde in der Jahreshauptversammlung nach langen Debatten durch Abstimmung über das Verbot des Organhandels entschieden. Der Kauf von Organen, besonders von Armen der Dritten Welt, verläuft – so ein Mitglied der deutschen Abordnung – in den letzten Jahren weiter ansteigend.
>
> Die Weltgesundheitsorganisation richtete einen Appell an alle Mitgliedsstaaten, in dem dazu aufgefordert wurde, den Organhandel mit Hilfe entsprechender Gesetze zu stoppen, wenn eine Unterbindung auf andere Art und Weise nicht möglich sein sollte.
>
> In der letzten Woche wies die bundesdeutsche Gesundheitsministerin Ursula Lehr, bei Vorlage des vorläufigen Textentwurfes des Entschlusses, in aller Dringlichkeit darauf hin, daß die Anzahl der Transplantationen, die mit gekauften Organen durchgeführt werden, trotz einer bereits 1987 beschlossenen Resolution, die den Organhandel als Einnahmequelle verurteilt, gestiegen ist.

aus: O Globo (brasilianische Tageszeitung), 16. Mai 1989

Jahren nach Verabschiedung dieser Deklaration bis heute kein entsprechender Gesetzentwurf der Bundesregierung vorliegt?

Antwort: Die Erklärung des Weltärztebundes zum Handel mit Organen auf der 37. Generalversammlung in Brüssel vom Oktober 1985 enthält eine Verurteilung des An- und Verkaufs von Organen zum Zwecke der Transplantation und eine Aufforderung an die Regierungen aller Länder, dafür Sorge zu tragen, daß jeglicher Handel mit menschlichen Organen unterbunden wird. Gesetzliche Regelungen sind nicht gefordert worden. Außerdem gibt die Situation der Organtransplantation in der Bundesrepublik Deutschland – wie oben dargelegt – zur Zeit keinen Anlaß zu gesetzgeberischen Maßnahmen.

Frage: Welche Kenntnis hat die Bundesregierung über eine der Karlsruher Staatsanwaltschaft vorliegende Anzeige gegen einen Rechtsanwalt a. D., der in ökonomische Bedrängnis Geratene über die »OrganSpende und HumanErsatzVereinigung auf Gegenseitigkeit« 60 000 bis 80 000 DM für die Spende einer Niere angeboten hat und weiter anbietet? Welche rechtliche Handhabe kann die Staatsanwaltschaft gegen den Vorwurf der »fahrlässigen Körperverletzung« (vgl. »Frankfurter Neue Presse« vom 19. Oktober 1988) geltend machen?

Antwort: Die Bundesregierung sieht aus grundsätzlichen Erwägungen von einer Stellungnahme ab, da es sich um ein schwebendes Verfahren handelt.

Frage: Welche Kriterien müssen erfüllt, welche Nachweise erbracht sein, um als Spenderin/Spender beziehungsweise Empfängerin/Empfänger eines Organs im Computer des europäischen Transplantationscenters in Leiden (NL) gespeichert zu werden? Wer hat Zugriff über die dort gespeicherten Daten?

Antwort: Alle in der Bundesrepublik zur Nierentransplantation angemeldeten Empfänger werden im Zentralcomputer der Eurotransplant-Foundation in Leiden/Niederlande registriert. Auch die Gewebsmerkmale, Blutgruppen etc. der verfügbaren Spender werden mit Hilfe der vom Kuratorium für Dialyse und Nierentransplantation in den einzelnen Nierentransplantationszentren der Bundesrepublik installierten Rechner in den Zentralcomputer von Eurotransplant eingegeben. Auf der Grundlage des dadurch möglichen Datenabgleichs, der auf diese Weise zu ermittelnden bestmöglichen Übereinstimmung der Gewebsmerkmale von Spendern und Empfängern sowie der mit der Arbeitsgemeinschaft Transplantationszentren in der Bundesrepublik einvernehmlich festgelegten Dringlichkeitskriterien findet der internationale Organaustausch insbesondere innerhalb des Eurotransplant-Verbunds (Benelux, Österreich, Bundesrepublik) statt. Weitere Verbesserungen des nationalen und internationalen Organaustausches und insbesondere der von der Gewebeübereinstimmung maßgeblich geprägten Funktionszeit der transplantierten Organe läßt die Inbetriebnahme des vom Kuratorium für Dialyse und Nierentransplantation errichteten nationalen Transplantationsdatenzentrums in Heidelberg erwarten. Die in Leiden verfügbaren Daten unterliegen lediglich dem Zugriff der Eurotransplant-Foundation. Im übrigen können nur die Daten eingebenden Stellen die von ihnen eingegebenen Daten abrufen.

Frage: Hat die Bundesregierung Kenntnis darüber, ob deutsche potentielle Organempfängerinnen/Organempfänger, vermittelt über Agenten oder auf eigene Initiative hin, in Indien oder anderen Ländern der Dritten Welt eine Organtransplantation haben vornehmen lassen?

Antwort: Der Bundesregierung ist nicht bekannt, daß deutsche Patienten Vermittlungstätigkeit in Anspruch genommen oder aber in Indien oder anderen Ländern der Dritten Welt eine Organtransplantation haben vornehmen lassen.

Frage: Kann die Bundesregierung bestätigen, daß zum Beispiel in Brasilien via Zeitungsannoncen für kommerzielle Organspenden geworben wird?

Antwort: Nein. Es ist lediglich bekannt, daß in einigen Ländern in Einzelfällen Kranke Suchanzeigen nach Organspendern aufgegeben haben.

Frage: Welche Informationen liegen der Bundesregierung über das Organbüro »Asiatransplant« in Frankfurt/Main vor, das damit wirbt, für eine Summe von 100 000 DM die Transplantation einer Niere »aus einem fernöstlichen Land« (»Die Neue Ärztliche« vom 10. Oktober 1988) in einem Krankenhaus in Neu Delhi, Karachi oder Manila vornehmen lassen zu können?

Antwort: Der Bundesregierung liegen keine Informationen über das Organbüro »Asiatransplant« in Frankfurt/Main vor. In dem von »Asiatransplant Singapore« an das Bundesministerium für Jugend, Familie, Frauen und Gesundheit gerichteten Schreiben mit dem Angebot, Nierentransplantationen von lebenden Spendern vornehmlich in Indien für knapp 100 000 DM vornehmen zu lassen, wurde wegen eventueller Kontaktaufnahme auf das Büro in Frankfurt verwiesen. Das Bundesministerium für Jugend, Familie, Frauen und Gesundheit hat mit Schreiben vom 9. Dezember 1988 das Angebot der Firma »Asiatransplant« scharf zurückgewiesen und darin u. a. betont, daß allein durch einen internationalen

Austausch von Organen Verstorbener nach Maßgabe der Kriterien der Gewebeverträglichkeit sichergestellt werden kann, daß es nicht zur Transplantation inkompatibler Organe und damit zu der Gefahr einer sofortigen oder kurzfristigen Abstoßung der eingepflanzten Organe und zu einem die Gesundheit des Patienten gefährdenden Mißerfolg kommt. Auch auf die Bedeutung einer auf das eingepflanzte Organ ausgerichteten Nachsorge ist hingewiesen worden. Diese Nachsorge ist ohne engen Zusammenhang mit dem transplantierenden Zentrum nicht zu gewährleisten. Es wurde ferner darauf hingewiesen, daß es nicht zu verantworten ist, wenn Spender infolge wirtschaftlicher Not veranlaßt werden, sich Organe entnehmen zu lassen und damit ein erhebliches gesundheitliches Risiko eingehen.

Frage: Kann die Bundesregierung ausschließen, daß »Asiatransplant« auch ohne behördliche Genehmigung Organgeschäfte erfolgreich vermitteln kann?

Antwort: Es ist davon auszugehen, daß nierengeschädigte Patienten, sollten sie solche Vermittlungsangebote ernsthaft erwägen, durch die behandelnden Ärzte über die Risiken hinreichend aufgeklärt werden und es dann unterlassen, dergleichen unseriöse Angebote anzunehmen.

Frage: Die/Der dort zur Verfügung stehende Spenderin/Spender wird mit 30 000 bis 40 000 DM abgefunden, ohne jeden Folgeschutz nach Entnahme der Niere. Kann die Bundesregierung darin zustimmen, daß derart organisierte Geschäfte die Fortsetzung dessen sind, was mit der Ausbeutung der Bodenschätze, der Rohstoffe, dem Handel mit Frauen und Kleinkindern armer Länder sowie deren Blut die notwendige Voraussetzung bildete für derartig skrupellose Geschäfte? Kann die Bundesregierung bestätigen, daß diese Agenten ihr Geschäft betreiben, ohne rechtlich belangt werden zu können?

Antwort: Die Bundesregierung hat mit allem Nachdruck deutlich gemacht, daß sie jeden Organhandel verabscheut. Das Bundesministerium für Jugend, Familie, Frauen und Gesundheit hat sofort nach Bekanntwerden der Vermittlungsgeschäfte des Grafen Adelmann in seiner Presseerklärung vom 12. Oktober 1988 den Organhandel als unwürdiges Geschäft angeprangert und massive Kritik an menschenunwürdigen Geschäften mit existenziellen Nöten gesundheitlicher Art auf der einen und finanzieller Art auf der anderen Seite gegenüber dem oft unverschuldet geschäftlich oder beruflich geschädigten potentiellen »Organspender« geübt. Es hat darauf hingewiesen, daß solcher Umgang einer kommerziellen Organvermittlung mit den Bedrängnissen und Ängsten in Not geratener Menschen ein das Menschenbild und die Ethik des Grundgesetzes verhöhnender Vorgang ist. Die gegen Organvermittler eingeleiteten Ermittlungen sind noch nicht zum Abschluß gelangt. Sollte es sich als notwendig erweisen, so werden erforderliche gesetzgeberische Maßnahmen zu prüfen sein.

Frage: Hat die Bundesregierung ebenfalls Kenntnis darüber, daß auch in Kliniken in Madras, in Bombay und in Bangkok Transplantationen auf kommerzieller Basis vorgenommen werden?

Antwort: Die Bundesregierung kennt nur das Schreiben von »Asiatransplant«. In dem Schreiben von »Asiatransplant« an das Bundesministerium für Jugend, Familie, Frauen und Gesundheit wird darauf hingewiesen, daß in Asien Organhandel stattfinde. In Singapur gelte zwar seit dem 16. Februar 1988 der Human Transplant Act, der u. a. die Übertragung von Nieren nicht-verwandter Lebendspender verbietet. Es würden jedoch Singapurianer nach Indien oder Manila fliegen, um dort Transplantationen vornehmen zu lassen.

»Keine neuen Erkenntnisse«

Auch die Antworten auf die Große Anfrage der Grünen im September 1990 zeigen eine wenig informierte Bundesregierung. Immerhin heißt es in der Vorbemerkung: »Die Bundesregierung teilt die Sorge der Fraktion Die Grünen wegen verantwortungsloser Praktiken im Zusammenhang mit einem kommerziellen Organmarkt insbesondere in der sogenannten Dritten Welt.«

Hier die wichtigsten Auszüge bezüglich des Organhandels mit der Dritten Welt:

Frage: Aus verschiedenen Ländern der sogenannten Dritten Welt, insbesondere aus Ägypten, Indien, den Philippinen, Brasilien, Paraguay, Honduras und Guatemala, aber auch aus der Türkei, erreichen uns Nachrichten eines kriminellen Handels mit Organen. Diese werden, so wird vermutet, in die USA exportiert oder im Land selbst an wohlhabende beziehungsweise ausländische Patientinnen und Patienten verpflanzt. Die Ängste der einheimischen Bevölkerung vor allem in den Elendsvierteln der Städte, eines ihrer Kinder könne geraubt und seine Niere oder Augen(hornhäute) explantiert werden, haben die internationale Öffentlichkeit bereits im vergangenen Jahr aufgeschreckt.

In ihrer Antwort auf die Kleine Anfrage »Organhandel« verfährt die Bundesregierung auf Fragen krimineller Organbeschaffung folgendermaßen: Sie bestätigt den Kenntnisstand der Grünen, führt dann fort, daß weitere Hinweise für den geschilderten Sachverhalt fehlen, und vertritt schließlich die Ansicht, daß die Aufklärung und Verfolgung entsprechender derartiger Straftaten Sache der örtlichen Behörden sei. »Unabhängig hiervon«, erklärt sie gegen Ende, »bleibt die Bundesregierung bemüht, Meldungen der in Frage stehenden Art zu klären.«

Welche weiteren Hinweise und Erkenntnisse hat die Bundesregierung in der Zwischenzeit über die in der Kleinen Anfrage recherchierten Vorfälle gewonnen?

Antwort: Zu den in der Kleinen Anfrage »Organhandel« angesprochenen Meldungen liegen der Bundesregierung keine neuen Erkenntnisse vor.

Frage: Auf welche Quellen stützt sie ihren Kenntnisstand?

Antwort: Die Bundesregierung gewinnt im vorliegenden Fall ihre Erkenntnisse aus der Verfolgung von Nachrichten in regionalen und überregionalen Medien und aus Kontakten mit Dienststellen und Privatpersonen im Ausland sowie mit internationalen Organisationen.

Frage: Welche Informationen hat die Bundesregierung über die Arbeit indischer Selbsthilfeinitiativen gegen den Handel mit Organen, zum Beispiel LIFE und NATIONAL KIDNEY FOUNDATION?

Antwort: Der Bundesregierung liegen keine Berichte über indische Selbsthilfeinitiativen gegen den Organhandel vor.

Frage: Kann die Bundesregierung bestätigen,

daß in indischen Kliniken Nieren explantiert werden, ohne daß die Patientinnen/Patienten über die Entnahme einer Niere in Kenntnis gesetzt wurden (vgl. »Südasien-Info« 4/1989, »The Week« Mar. 8-14, 1987, »Profil« vom 12. Juni 1989 u. a.)?

Antwort: Der Bundesregierung sind Berichte indischer Zeitungen bekanntgeworden, nach denen in indischen Krankenhäusern Patienten ohne deren Wissen beziehungsweise ohne Wissen ihrer Angehörigen Nieren für Transplantationen entfernt worden sein sollen.

Die Bundesregierung hat keine eigenen Erkenntnisse über den Wahrheitsgehalt dieser Berichte.

Frage: Wie hoch ist nach Kenntnis oder Schätzung der Bundesregierung der Anteil bundesdeutscher Nierenkranker an in indischen Kliniken durchgeführten Transplantationen?

Antwort: Der Bundesregierung ist nur in einem Fall bekanntgeworden, daß ein Deutscher in Bombay eine Spenderniere empfangen hat.

Frage: Bereits im vergangenen Jahr wurde in Kairo ein sechsjähriges Mädchen entführt, das »nach vier Tagen in jämmerlichem Zustand wieder aufgefunden« wurde. Unbekannte Täter hatten dem Kind eine Niere entfernt, ein Bündel Papiergeld war ihm in die Hand gedrückt worden (vgl. »Der Spiegel« 52/1987, S. 162).

Über welche weiteren Kenntnisse verfügt hierzu die Bundesregierung?

Antwort: Die Bundesregierung kann die Richtigkeit dieses Berichtes nicht bestätigen.

Frage: Ist es nach Ansicht der Bundesregierung realistisch, anzunehmen, man könne über das sechsjährige Opfer die Täterclique (Entführer, Agenten, Transplanteure etc.) identifizieren und verfahrensdienliche Beweise erhalten? Wenn nein, wie stellt sich die Aufklärung einer kriminellen Organentnahme für die örtlichen Behörden dar, soweit die Opfer überhaupt in der Lage sind, Aussagen zu ihrer Explantation zu machen?

Antwort: Da die Richtigkeit des herangezogenen Berichtes nicht bestätigt werden kann, sieht die Bundesregierung keine Anknüpfungspunkte für die Beantwortung dieser Frage.

Frage: Die IPS Dritte-Welt-Nachrichtenagentur meldete am 1. Dezember 1988 die Aufdeckung eines Kinder- beziehungsweise Organhandelssyndikats in Santa Catarina Pinula (Guatemala). Zwei der Festgenommenen gaben demnach zu Protokoll, daß die elf Babys im Alter zwischen elf Tagen und vier Monaten »für rund 75 000 Dollar« an US-amerikanische und israelische Familien verkauft werden sollten, »deren Kinder Organtransplantationen benötigt hätten«.

Kann die Bundesregierung diese erneute Verwicklung Guatemalas in den internationalen Kinder- und Organhandel bestätigen? Wenn nein, über welche anderen Informationen verfügt die Bundesregierung?

Antwort: Der Bundesregierung liegen hierzu keine Erkenntnisse vor.

Frage: Über welche weiteren Informationen und Kenntnisse verfügt die Bundesregierung in bezug auf kriminelle Organentnahmen beziehungsweise den Handel mit Organen in den genannten oder anderen Ländern der sogenannten Dritten Welt für das Jahr 1989?

Antwort: Neben den in der Antwort zu Frage 4 genannten Berichten indischer Zeitungen sind der Bundesregierung Berichte in englischen, philippinischen und ägyptischen Zeitungen über Organentnahmen bekanntgeworden. Insgesamt gesehen war das Aufkommen derartiger Berichte 1989 gegenüber vorangegangenen Jahren rückläufig.

Ausblick: Wer darf leben, wer muß sterben?

Ein Deutscher reist nach Brasilien. Er wird in Rio de Janeiro hinterrücks überfallen und ohnmächtig geschlagen. Einige Tage später erwacht er auf einer Parkbank aus der Narkose. Erstaunt stellt er fest, daß sein Leib mit einem tadellosen Verband versehen ist. Diagnose: Nierenentnahme.

Horrorvision? Nein! Dies ist 1988 einem deutschen Arzt passiert, der zu einem Ärztekongreß nach Brasilien eingeladen war. Vielleicht wartete ein anderer Deutscher im Rahmen des Transplantationstourismus in Brasilien auf seine Niere.

Die Transplantationsmedizin hat Zukunft, heißt es in der Branche. Längst überfliegen die Spenderorgane alle Ländergrenzen. Auf null Grad abgekühlt, hält sich ein Herz bis zu vier Stunden, eine Niere auch 18 Stunden. In Pittsburgh, dem Mekka der Transplantationsmedizin, haben Ärzte eine neue Nährlösung entwickelt, die Spenderorgane 24 Stunden funktionsfähig hält.

Über Pittsburgh geht der Organtransport von und in die ganze Welt. Dort konnte unlängst eine Leber, die 34 Stunden gekühlt unterwegs war, transplantiert werden. Die Verpflanzung, meinten die stets optimistischen Medizinmänner, werde »durch die verblüffende Wirksamkeit dieser Lösung auf fast jeder Stufe revolutioniert«.

In Europa sind grenzüberschreitende »Longdistance«-Transplantationen seit mehr als einem

Daß hirnlose Föten zur Organspende herangezogen werden, insbesondere auch zur Nierenspende, ist genausowenig neu wie sensationell. Auch daß die Organe Ungeborener, verpflanzt in ältere Kinder oder sogar Erwachsene, durch sehr schnelles Wachstum die geforderte Funktion rasch übernehmen können, ist Schnee von gestern. Längst aber auch hat sich erwiesen, daß Nierentransplantationen von anencephalen Neugeborenen deutlich mehr operativ-technische Probleme bieten und auch die spätere Funktion häufig schlechter ist als bei Organen anderer Spender. Ein nicht unwesentlicher Grund wird darin gesehen, daß aufgrund auch der speziellen Hirnmißbildungssituation eine korrekte Todeszeitbestimmung schwierig ist. Vor dem Eintritt des zweifelsfrei nachweisbaren Hirntodes treten daher meist andere Komplikationen – zum Beispiel eine Sepsis – auf, die eine spätere Organspende nicht mehr zulassen. Dieses Problem (...) wird umgangen, indem der Todeszeitpunkt überhaupt nicht abgewartet wird. Es wird kurzfristig alles intensivmedizinisch Mögliche getan, um die Vitalfunktionen Kreislauf und Atmung auf hohem Niveau aufrechtzuerhalten, um dann dem so lebenden Organismus die Organe herauszuoperieren.

aus: Demokratisches Gesundheitswesen, Nr. 10/1987

Jahrzehnt üblich. Eurotransplant, eine computerisierte Datenzentrale in der holländischen Universitätsstadt Leiden, speichert die Daten aller potentiellen Empfänger und kommuniziert mit anderen Vermittlungsstellen. Innerhalb weniger

Minuten ermittelt Eurotransplant durch den Vergleich der Blutgruppen und Gewebetypen unter den vielen hundert potentiellen Empfängern den bestmöglichen.

Spenderorgane sind zur Mangelware geworden. Professor Walter Land aus München spricht von jährlich rund 1500 potentiellen Organspendern. Das seien, gemessen am Bedarf, viel zu wenige.

Gefahndet wird nach Gehirntoten. Die Motorradfahrer bilden eine besonders große Zielgruppe. Sie sind sich dessen auch bewußt, denn nur so ist die Mitgliedschaft des Bundesverbandes der Motorradfahrer e.V. im »Arbeitskreis Organspende« zu erklären. Aber auch die steigende Anzahl von Motorradunfällen mit Kopfverletzungen, die zum Hirntod führen, können den Bedarf nicht decken.

Aber sind Hirntote Leichname, Kadaver? Ethiker wie Hans Jonas widersprechen dem heftig und argumentieren scharf gegen die Ausplünderung menschlicher Körper. Hirntote, das ist gesicherte Erkenntnis, können klinisch monatelang »überleben«; eine schwangere Hirntote kann noch nach Wochen und Monaten ein Kind zur Welt bringen, mit Kaiserschnitt. Wer wagt es, diesem Kind zu sagen, es sei das Kind eines menschlichen Kadavers?

»Die intensivmedizinische Versorgung ist ausgerichtet auf Patientinnen und Patienten, nicht auf Leichname. Deshalb wird mit Hirntoten gesprochen, wenn man ihre lebenserhaltenden Apparaturen überprüft, auch wenn sie selbst keine Antwort geben können«, schreibt die Fachjournalistin Gisela Wuttke.

Gerade die Transplantationsmedizin balanciert besonders sorglos auf dem schmalen Grat zwi-

> Krankenschwestern und Pfleger der Transplantationsabteilung des Bremer Krankenhauses in der St.-Jürgen-Straße kritisieren eine Ersatzteilmedizin, bei der »ignoriert wird, daß ein Mensch in seiner Gesamtheit lebt und nicht nur in seinen Nieren«. Am Schluß des Interviews kommen die KollegInnen, die unter dem Pseudonym »Schwester Karin« an die Öffentlichkeit gingen, zu folgendem Schluß: »Ich habe ganz dringend das Gefühl, daß ich mich hier zur Helfers-Helferin einer zweifelhaften Medizin gemacht habe.«
>
> Und sie verweisen auf den Teufelskreis, den die Transplanteure den häufig schlecht informierten PatientInnen zumuten: Damit der eigene Körper das verpflanzte Organ nicht als Fremdkörper erkennt und abstößt, müssen die TransplantationspatientInnen ständig Medikamente zu sich nehmen, sogenannte Immunsuppressiva, die das körpereigene Abwehrsystem herabsetzen, aber gleichzeitig schwerste Nebenwirkungen hervorrufen. Sie verändern das Blutbild, erhöhen das Krebsrisiko und sind so aggressiv, daß den PatientInnen bei unsachgemäßer Einnahme sogar die Zähne ausfallen. Aber auch bei sachgemäßem Umgang sorgen diese Medikamente dafür, daß eine verpflanzte Niere binnen weniger Jahre nicht mehr funktioniert.

Hilmar Dahlem, in: Volkszeitung, 13. Juli 1990

schen Hochleistungsmedizin und fragwürdigen Menschenversuchen. Die »Organbeschaffung« überschreitet die Grenze des moralisch und ethisch Zulässigen. Denn die Transplanteure können nicht warten, bis ein potentieller »Spender«

endgültig tot ist. Wenn das Herz nicht mehr schlägt, kein Stoffwechsel mehr stattfindet und der Körper kalt ist, dann ist es auch für die Organentnahme zu spät. Mit Hilfe des »Hirntods« rechtfertigen die Transplanteure eine Vorverlegung des eigentlichen Todes. Wer »hirntot« ist, wird ausgeweidet und ist dann – ohne Herz, Leber, Nieren etc. – endgültig tot.

Mit zunehmendem Wissen über diese Zusammenhänge wird die Bereitschaft zur Organspende bei »Hirntod« abnehmen. Also ist zu befürchten, daß die Dritte Welt noch stärker als »Ersatzteillager Mensch« genutzt wird. Schon heute führt der Bedarf der Ersten Welt zu kriminellen Machenschaften auf dem »Organmarkt«. »Die Kommerzialisierung des Transplantationswesens ist in vielen Ländern wohl schon nicht mehr aufzuhalten«, resümiert der »Spiegel« am 20. April 1990 in seiner Titelgeschichte »Organbank Mensch«. »Immer wieder kommen aus mittel- und südamerikanischen Ländern Nachrichten über einen florierenden Organexport. In Paraguay präsentierte der Richter Angel Campos im letzten Jahr sogar sieben Babys im Alter von drei bis sechs Monaten, die nach seinen Erkenntnissen pro forma von US-Amerikanern adoptiert und ›dann in Organbanken getötet‹ werden sollten. Ähnliche Fälle sind aus Guatemala, Honduras, Costa Rica und Bangladesh bekanntgeworden. In London erhielt letzte Woche ein angesehener Urologe Berufsverbot. Begründung: Beteiligung am Nierenhandel.«

Wieder einmal soll die Dritte Welt im wahrsten Sinne des Wortes bluten für die Reichen im Norden. Denn die moderne Medizin entpuppt sich zunehmend als Fortschrittsfalle. Sie bedroht uns

Anfang 1988 befaßte sich das Europäische Parlament mit einer makabren Meldung aus Guatemala. Dort war ein Ring krimineller Kinderhändler aufgeflogen, der »mindestens elf Babys im Alter zwischen elf Tagen bis zu vier Monaten« in seiner Gewalt hatte, um diese für harte Dollar an Familien in den USA und Israel zu verkaufen, »deren Kinder Organtransplantationen benötigt hätten«.

Das Grauen, das eine solche Meldung auszulösen imstande ist, ist vielleicht der stärkste Verbündete jener spontanen Abwehrreaktion, die fast auf dem Fuße folgt. Kinder als Organlager – das kann doch nur ein Hirngespinst krimineller Elemente sein, die sich aufspielen, wichtig machen wollen!

Es sollte jedoch nicht bei dieser Meldung bleiben. Ausgeschlachtete Kinderleichen seien im honduranischen Grenzgebiet gefunden worden, lautete eine weitere, allerdings unbestätigte Meldung. In Paraguay wurde der Verdacht geäußert, daß auch in Brasilien verschleppte Kinder zum Zwecke der Organentnahme in die USA verkauft werden sollten. Die Behörden waren stutzig geworden, weil die angeblichen Adoptiveltern nicht, wie gewöhnlich – nach hübschen und gesunden Kindern Ausschau hielten, sondern jedes beliebige Kind anzunehmen bereit waren. In Kairo war ein kleines Mädchen aufgefunden worden, dem man eine Niere genommen hatte. Kinder und Frauen aus Bangladesh sollen nach Indien verschleppt worden sein, wo man sie ermordet haben soll, nachdem man ihnen die Nieren explantiert hatte.

Der »Internationale Verband demokratischer Anwältinnen und Anwälte« in Brüssel legte der UN-Menschenrechtskommission im Juni 1988 eine Dokumentation vor, in der sich Hinweise darauf finden, daß Straßenkinder in Haiti, Venezuela und Mexiko Opfer von Organjägern geworden sind.

aus: Gisela Wuttke, Kidney Wanted, Konkret, Nr. 3/1990

nicht durch ihre Fehler, sondern durch ihre Erfolge.

Die Frage, ob alles, was machbar ist, auch gemacht werden darf, beschäftigte auch den Chirurgentag 1989. Das Schlüsselwort »Lebensqualität« dominierte die Diskussion um die Grenzen des Machbaren. Auch in dieser Debatte waren es wiederum die Transplantationsmediziner, die sich einer grundsätzlichen Auseinandersetzung um ethische Prinzipien verweigerten.

Die Kirchen begrüßen die Organspende. Angesichts des Mangels an Organspendern haben die Kirchen in der Bundesrepublik am 21. September 1990 in einer gemeinsamen Erklärung die Bereitschaft, nach dem eigenen Tode Organe für Transplantationen freizugeben, aus christlicher Sicht als »ein Zeichen der Nächstenliebe und Solidarisierung mit Kranken und Behinderten« ausdrücklich begrüßt.

Organtransplantationen am Fließband, so sieht die Zukunft aus, denn die Transplantationsmedizin wird sich in den nächsten fünf Jahren noch einmal so entwickeln wie in den letzten 30 Jahren, so der US-amerikanische Medizinjournalist Mark Dowie. Doch wer darf leben, wer muß sterben? Ist ein Kind, das mit kranken Nieren zur Welt kommt, Spender einer gesunden Leber oder Empfänger einer gesunden Niere? Soll ein Brasilianer eine Niere hergeben, um eine Blinddarmoperation bezahlen zu können? Werden immer mehr Menschen in der Dritten Welt ihre Organe verkaufen, weil die vermögenden Menschen der Ersten Welt den Tod mit Geld und medizinischem Fortschritt bezwingen wollen?

Über kurz oder lang, so hat der deutsche Medizin-Nobelpreisträger Werner Forßmann 1968 nach der ersten spektakulären Herztransplantation des Südafrikaners Christian Barnard geweissagt, werde es in der Transplantationsmedizin keine Sicherheit mehr geben vor »Ehrgeiz und Willkür«, »Charakterschwäche und Ruhmsucht«. Forßmann, Erfinder des Herzkatheters: »Wenn der Diabolos die sittlichen Begriffe durcheinanderwirft, ist der Preis für den Fortschritt zu hoch.«

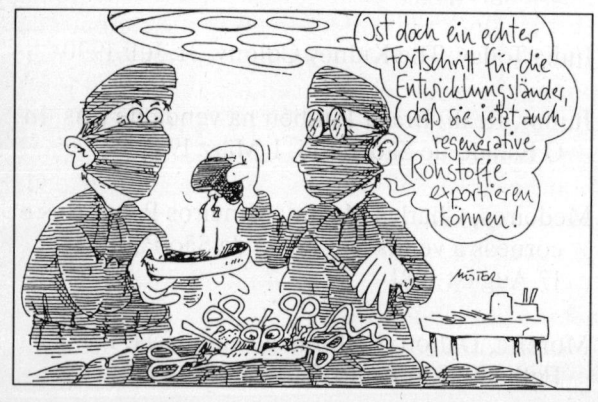

Quellenverzeichnis

Die Ergebnisse eigener umfangreicher Recherchen, vor allem in Indien und Brasilien, sind in dieses Buch eingeflossen. Außerdem wurden insbesondere folgende Quellen verwendet:

Alckim Filho, Geraldo: Doacao de Orgaos. In: Folha de São Paulo, 2. Februar 1990

Dahlem, Hilmar: Schwester Karin und das Nierenwunder. In: Volkszeitung, 13. Juli 1990

Die Grünen, Große Anfrage im Deutschen Bundestag, September 1990

Die Grünen, Kleine Anfrage im Deutschen Bundestag, April 1988

India Today: The Kidney Colony, 31. Juli 1990

Junior, Reali: Brasil Tambén na venda de rins. In: O Estado de São Paulo, 1. März 1985

Medeiros, Charles Magno: Mineiros Poem rins e corneas a venda. In: Folha de São Paulo, 17. August 1981

Moreira, Dalton: Reitor nega eutanásia. In: Folha de São Paulo, 2. April 1987

Raupp, Ulli: Drahtseilakt – Hirnlose Kinder als lebende Nierenspender benutzt. In: Demokratisches Gesundheitswesen, Nr. 10/1987

Scott, Russell: The Body as Property, London 1981

South: The Organ Grinders, April 1989

Der Spiegel: Organbank Mensch, Nr. 16/1990

Wuttke, Gisela: Kidney Wanted. In: Konkret, Nr. 3/1990

Abbildungshinweis

Der Spiegel: S. 16 und 87

Indian Express (Bombay), 19. Januar 1989: S. 33

Gerhard Mester: S. 42, 74, 86, 88 und 118

Über die Autoren

Siegfried Pater, geboren 1945 in Thum/Erzgebirge, Studium der Vermessungstechnik und Ökonomie, von 1967 bis 1969 als Entwicklungshelfer in Brasilien, Gründungsmitglied u. a. der Informationsstelle Lateinamerika (ila), des Bundeskongresses entwicklungspolitischer Aktionsgruppen (BUKO) und der Heinrich-Böll-Stiftung, Filmemacher und Publizist, zahlreiche Buch- und Zeitschriftenveröffentlichungen zum Thema Dritte Welt mit Schwerpunkt Brasilien, darunter »Zum Beispiel Blut« in der Reihe »Süd-Nord« des Lamuv Verlages.

Ashwin Raman, geboren 1946 in Bombay/Indien, Studium der Politikwissenschaften und Journalistik, von 1968 bis 1975 Reporter der »Times of India« (Bombay), dreijähriger journalistischer Aufenthalt in Nicaragua als freier Korrespondent (u. a. Beiträge für »Spiegel«, »Zeit« und »Westfälische Rundschau«), lebt und arbeitet seit 1979 als freier Journalist in Dortmund, Mitautor von zahlreichen Filmen zum Thema Dritte Welt für WDR, NDR, ZDF und BBC, darunter der ZDF-Beitrag »Ersatzteillager Mensch« (April 1989), Vorstandsmitglied des Informationszentrums Dritte Welt, Dortmund.

Siegfried Pater

Zum Beispiel Soja
Redaktion: Siegfried Pater/Boris Terpinc. Süd-Nord 5. 7,80 DM
Soja, ein Grundnahrungsmittel, mit dem der Hunger in der Welt bekämpft werden könnte, wird hierzulande als Viehfutter verschwendet. Soja, ein Markt, der von den USA beherrscht und von Konzernen dirigiert wird, ein Geschäft, von dem Länder wie Brasilien profitieren wollen.

Zum Beispiel Entwicklungshelfer
Redaktion: Siegfried Pater. Süd-Nord 6. 7,80 DM
Die Entwicklungsdienste – Erfahrungsberichte von Entwicklungshelfern, Konsequenzen, die sie aus ihrer Arbeit ziehen – Mit Kontaktadressen, Literatur- und Medienhinweisen.

Zum Beispiel Blut
Redaktion: Siegfried Pater. Süd-Nord 11. 7,80 DM
Die Bundesrepublik hat den größten Blutplasmaverbrauch der Welt; über die Hälfte davon wird importiert. – Arme, die mit einer Plasmaspende ihr Einkommen verbessern wollten, aber ihren Lebenssaft verkauften und starben. – Die Pharmakonzerne und das Geschäft mit dem Blut. – Die Kampagne gegen die Blutsauger.

Siegfried Pater (Hg.):
Geld für die Welt – Bundesdeutsche Banken und Dritte Welt
Originalausgabe. Lamuv Taschenbuch 50. 16,80 DM

Grefe/Heller/Herbst/Pater:
Das Brot des Siegers – Die Hamburger-Konzerne
76 Abbildungen. Lamuv Taschenbuch 55. 16,80 DM
Die Fast-Food-Ketten McDonald's, Burger King, Wendy's und Kentucky Fried Chicken erobern die Mäuler im Sturm. Bei ihrem Fritten-Feldzug machen sie vor der Dritten Welt nicht halt. Und immer mehr Regenwälder verschwinden, Rinderfarmen entstehen, Grundnahrungsmittel werden als Viehfutter »veredelt«.

Bücher aus dem Lamuv Verlag

Indianer-Literatur

Hans Läng: Kulturgeschichte der Indianer Nordamerikas
Ca. 125 Abbildungen. Lamuv Taschenbuch 58. 19,80 DM
»Mit dieser Kulturgeschichte der Indianer Nordamerikas ist dem Autor ein Werk gelungen, das sowohl durch seine lebendige wie auch klar verständliche Darstellung besticht. Es gibt Auskunft über Abstammung und Lebensweisen der amerikanischen Urbevölkerung. Bei der Darstellung werden neueste Forschungsergebnisse berücksichtigt, alte zum Teil wenig bekannte Stellen herangezogen und über die heutige Lage der indianischen Menschen und ihre Probleme berichtet.« (Westfalen-Blatt, Bielefeld)

Schwarzer Hirsch: Ich rufe mein Volk – Leben, Visionen und Vermächtnis des letzten großen Sehers der Ogalalla-Sioux
Lamuv Taschenbuch 13. 16,80 DM
Ein Klassiker der authentischen Indianer-Literatur.

Schwarzer Hirsch: Die heilige Pfeife.
Das indianische Weisheitsbuch der sieben geheimen Riten
Lamuv Taschenbuch 19. 16,80 DM

Carolyn Niethammer: Töchter der Erde –
Legende und Wirklichkeit der Indianerinnen
Lamuv Taschenbuch 38. 18,80 DM
»Eines der interessantesten ... das in der schier unübersehbaren Reihe von Indianer-Literatur erschienen ist.« (Ingo Mose in der »Bremer Kirchenzeitung«)

Wäscha-kwonnesin: Im Land der Nordwinde
Lamuv Taschenbuch 77. 14,80 DM
Wäscha-kwonnesin streifte durch das »Land der Nordwinde«, wie die Indianer die Wildnis Kanadas bezeichneten. Er beschreibt die Begegnung von Weißen und Indianern, berichtet von Pelzjägern, erzählt von seiner Freundschaft mit dem Weisen vom Pelikansee«, der ihm Einblick in vergangene Zeiten gibt. Er spricht von der Verantwortung des Menschen gegenüber der Natur...

Bücher aus dem Lamuv Verlag

Siegfried Pater

Zum Beispiel Soja
Redaktion: Siegfried Pater/Boris Terpinc. Süd-Nord 5. 7,80 DM
Soja, ein Grundnahrungsmittel, mit dem der Hunger in der Welt bekämpft werden könnte, wird hierzulande als Viehfutter verschwendet. Soja, ein Markt, der von den USA beherrscht und von Konzernen dirigiert wird, ein Geschäft, von dem Länder wie Brasilien profitieren wollen.

Zum Beispiel Entwicklungshelfer
Redaktion: Siegfried Pater. Süd-Nord 6. 7,80 DM
Die Entwicklungsdienste – Erfahrungsberichte von Entwicklungshelfern, Konsequenzen, die sie aus ihrer Arbeit ziehen – Mit Kontaktadressen, Literatur- und Medienhinweisen.

Zum Beispiel Blut
Redaktion: Siegfried Pater. Süd-Nord 11. 7,80 DM
Die Bundesrepublik hat den größten Blutplasmaverbrauch der Welt; über die Hälfte davon wird importiert. – Arme, die mit einer Plasmaspende ihr Einkommen verbessern wollten, aber ihren Lebenssaft verkauften und starben. – Die Pharmakonzerne und das Geschäft mit dem Blut. – Die Kampagne gegen die Blutsauger.

Siegfried Pater (Hg.):
Geld für die Welt – Bundesdeutsche Banken und Dritte Welt
Originalausgabe. Lamuv Taschenbuch 50. 16,80 DM

Grefe/Heller/Herbst/Pater:
Das Brot des Siegers – Die Hamburger-Konzerne
76 Abbildungen. Lamuv Taschenbuch 55. 16,80 DM
Die Fast-Food-Ketten McDonald's, Burger King, Wendy's und Kentucky Fried Chicken erobern die Mäuler im Sturm. Bei ihrem Fritten-Feldzug machen sie vor der Dritten Welt nicht halt. Und immer mehr Regenwälder verschwinden, Rinderfarmen entstehen, Grundnahrungsmittel werden als Viehfutter »veredelt«.

Bücher aus dem Lamuv Verlag

ANA BLANDIANA

Kopie eines Alptraums

Erzählungen. Aus dem Rumänischen
von Veronika Riedel
186 Seiten, Englische Broschur,
16,– DM
Steidl Verlag · Göttingen

*

Bukarest im Dezember 1989: Der Diktator ist geflohen, vor dem Gebäude des ZK versammelt sich eine riesige Menge. Die Menschen schauen auf den Balkon. Zu denen, die sich dort präsentieren und spontan akzeptiert werden vom Volk, gehört auch eine Schriftstellerin: Ana Blandiana. »Kopie eines Alptraums« ist die erste Buchveröffentlichung der in ihrer Heimat vielgelesenen Autorin in der Bundesrepublik. Das Rumänien unter Ceauşescu ist das Thema der Erzählungen, ihre Geschichten sind überraschend poetisch und gehorchen der Logik der (Alp-)Träume. Doch völlig ausweglos ist die Situation der Figuren nicht; durch das Trauma schimmert Hoffnung.

Kostenloses Gesamtverzeichnis
anfordern bei:

Steidl

Düstere Str. 4 · D-3400 Göttingen

KLAUS STAECK

Plakate

160 Seiten, zahlreiche, überwiegend
farbige Abbildungen, 10,– DM
Steidl Verlag · Göttingen

*

Seit Klaus Staeck 1971 damit begann, seine Kunst außerhalb der Museums- und Galerie-Reservate auf Plakaten zu verbreiten und in dieser Weise alltäglich zu machen, ist sie zu einem bedeutenden Faktor der publizistischen Öffentlichkeit geworden, wie die Gesamtauflage dieser Graphiken – über zwölf Millionen – belegt. Und so lassen die hier farbig reproduzierten 89 Staeck-Motive die beiden letzten Jahrzehnte Revue passieren als eine Geschichte brisanter Probleme und Skandale, die die Plakate visuell zuspitzen und hintersinnig kommentieren. – Einleitend äußert sich Klaus Staeck ausführlich zu seiner operativen Kunst und berichtet von den Wirkungen, die sie immer wieder zu provozieren vermag.

Kostenloses Gesamtverzeichnis
anfordern bei:

Steidl

Düstere Str. 4 · D-3400 Göttingen